AF568706

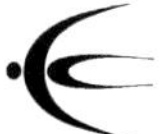

## *Widmung*

*Dieses Buch sowie alle meine Yogaarbeiten für Kinder widme ich meinem Zwillingsbruder Thomas Stück, der am 10.07.1995 während eines Aufenthaltes in Sankt Petersburg, während meiner ersten Arbeitsphase zum Entspannungstraining mit Yogaelementen für Kinder (EMYK®), ermordet wurde. An der Stelle wo er gefunden wurde, eröffnete am selben Tag ein Yoga-Laden (Mira-Rosa/aus dem Russischen übersetzt Welten-Rose).*

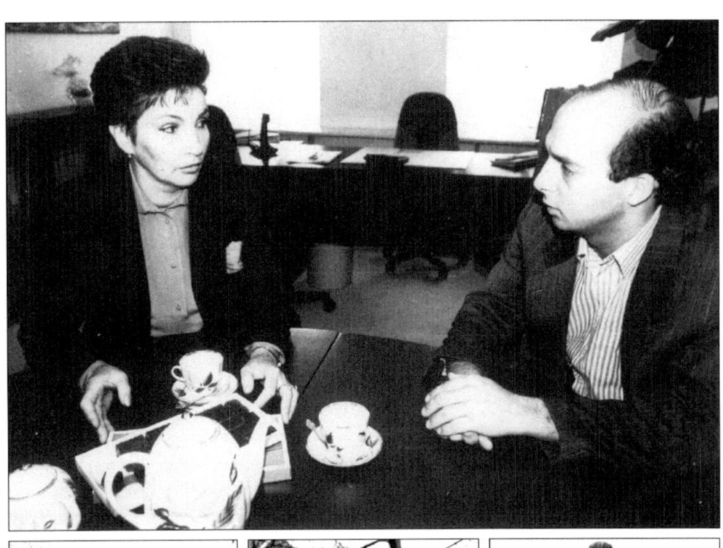

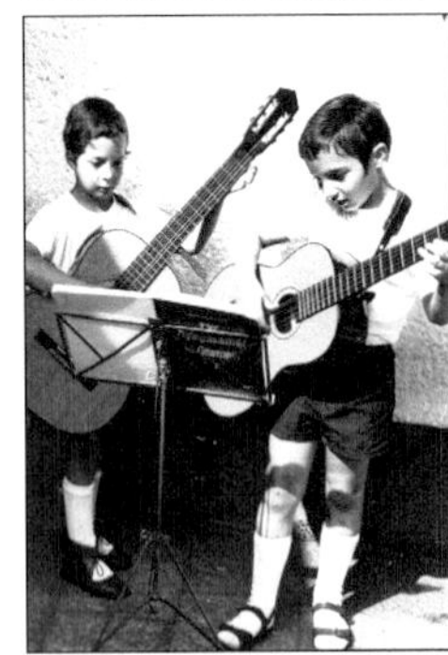

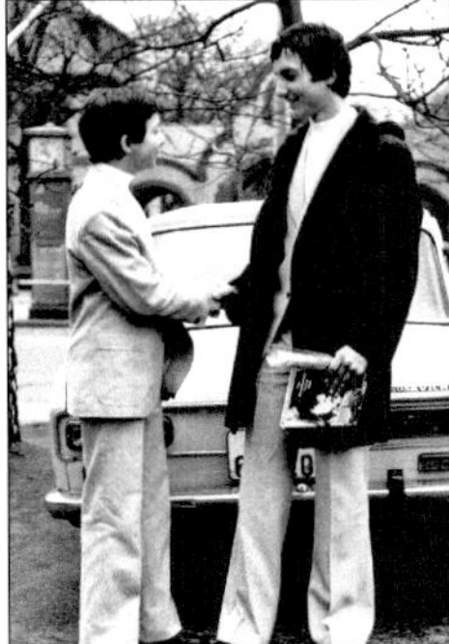

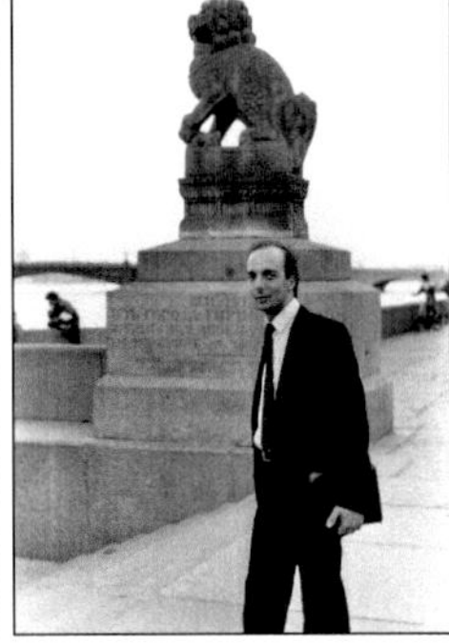

*Die Tantiemen des Buches werden komplett für die Entwicklung des Kinderyogas in osteropäischen Ländern investiert (Russland, Ukraine, Baltische Staaten).*

Neue Wege in Psychologie und Pädagogik

Band 3

# Wissenschaftliche Grundlagen zum Yoga mit Kindern und Jugendlichen

*Marcus Stück*

Schibri-Verlag Berlin • Milow • Strasburg

Dorfstraße 60
17337 Uckerland OT Milow
E-mail: info@schibri.de
http://www.schibri.de


Printed in Germany

ISBN 978-3-86863-066-4

# Inhaltsverzeichnis

**Einleitung** 9

**1. Notwendigkeit und Argumente für Yoga mit Kindern und Jugendlichen** 11

1.1 Belastungs- und Bewältigungserleben von Kindern und Jugendlichen 11
1.2. Belastung und Beanspruchung – Theoretischer Hintergrund 12
1.3 Beanspruchungsfolgen 13
1.4 Empirische Untersuchungen zu Beanspruchungsfolgen bei Kindern 14
1.4.1 Emotionale Beanspruchungsfolgen 14
1.4.2 Kognitive Beanspruchungsfolgen 16
1.4.3 Muskuläre Beanspruchungsfolgen 17
1.4.4 Vegetative Beanspruchungsfolgen 18
1.4.5 Manifestationen von Beanspruchungen im Verhaltensbereich 18
1.5 Zusammenfassende Betrachtung 22

**2. Grundlagen der Bewältigung von Belastungen, Beanspruchungen und Beanspruchungsfolgen bei Kindern und Jugendlichen** 23

2.1 Bewältigung im Rahmen des Coping-Konzepts von Lazarus 23
2.1.1 Bewältigungsprozesse 24
2.1.2 Formen der Belastungsbewältigung 24
2.2 Selbstregulatorische Aspekte der Belastungsbewältigung 27
2.2.1 Grundlagen menschlicher Regulationsaktivität 27
2.2.2 Bedeutung der Selbstregulation nach Hecht und Balzer, 1996 28
2.2.3 Selbstregulatorische Mechanismen von Entspannungsverfahren 29

**3. Allgemeine Grundlagen zum Yoga als Wissenschaft** 32

3.1 Begriffsdefinition des Yoga 32
3.2 Wissenschaftlich fundierte Definition des Kinderyoga 34
3.3 Glieder des klassischen Yoga 34
3.4 Hatha-Yoga 36
3.5 Wissenschaft und Hatha-Yoga im Erwachsenenbereich 37
3.6 Grundlagen der Asana – Zusammenhang von Körper und Psyche beim Üben der Asana 39

**4. Wissenschaftliche Grundlagen des Yoga mit Kindern und Jugendlichen** 41
4.1 Kritische Analyse der Entspannungsmöglichkeiten für Kinder 41
4.2 Methodische Besonderheiten beim Yoga mit Kindern 42
4.2.1 Allgemeine Übungsmethodische Hinweise 42
4.2.2 Zusammenstellung der Gruppe 43
4.2.3 Klassische Yogastufen im Kinderyoga 44
*1) Yamas und Niyamas im Kinderyoga* 44
*2) Asanas im Kinderyoga* 45
*3) Atemarbeit (Pranayama) mit Kindern* 46
*4) Ernährung im Kinderyoga* 47
*5) Positives Denken im Kinderyoga* 47
*6) Meditation/Konzentration im Kinderyoga* 48
4.2.4 Veränderte Übungsmethodik bei Kindern 50
4.2.5 Kontraindikationen von Yoga bei Kindern und Jugendlichen 51
4.3 Wirkfaktoren des Yoga mit Kindern und Jugendlichen 52
4.3.1 Entspannungsreaktion und Selbstregulation 53
*1) Entspannungsverfahren für Kinder und Jugendliche* 53
*2) Wissenschaftliche Grundlagen von Entspannung* 53
*3) Kurzfristige Entspannungsreaktion* 54
*4) Langfristige Wirkung von Entspannungsverfahren* 55
*5) Auslösefaktoren für Entspannung* 56
4.3.2 Sensomotorische Wirkfaktoren 59
4.3.3 Somatosensible Wirkfaktoren 59
4.3.4 Physikalische Wirkfaktoren 60
4.3.5 Immunologische Wirkfaktoren 60
4.3.6 Leistungsphysiologische Wirkfaktoren 60
4.3.7 Achtsamkeit 61
4.3.8 Abschwächung gewohnheitsmäßiger Reiz-Reaktions-Ketten 62
4.3.9 Pranayama und der Atmungsaspekt beim Hatha-Yoga 62
*1) Auffassungen über den Zusammenhang zwischen Ausatmung und Entspannung* 62
*2) Physiologischer Aspekt der Atmung im Zusammenhang mit Entspannung* 63
*3) Untersuchungen zu psychologischen und physiologischen Aspekten des Pranayama* 64
4.4 Ableitung zu Zielen des Kinderyoga 64

**5. Wissenschaftliche Untersuchungen zum Yoga mit Kindern** 66
5.1 Nationale Forschungsarbeiten zum Yoga mit Kindern und Jugendlichen 66

5.1.1 Entwicklung der empirischen Forschung zum Kinderyoga in Deutschland – Evidenzbasierte Yogaprogramme für Kinder und Jugendliche 66
5.1.2 Entspannungstraining mit Yogaelementen für Kinder-EMYK® (Stück, 1997) 67
*1) Konzeption* 68
*2) Evaluation* 68
*3) Weiterführende wissenschaftliche Untersuchungen und Entwicklungen zu EMYK®* 70
*a) Physiologische Maße zur Messung der Entspannungsreaktion* 70
*b) Belastungsreduktion bei Posttraumatischen Belastungsstörungen* 74
5.1.3 Körperorientiertes Programm (KOP), Augenstein, 2002 74
*1) Konzeption* 75
*2) Evaluation* 76
*3) Ergebnisse* 76
*4) Weiterführende Evaluation des Programms* 76
5.1.4 Training zur Förderung der Aufmerksamkeit und Konzentration (TAK) Goldstein, 2002 76
*1) Konzeption* 77
*2) Evaluation* 77
*3) Ergebnisse* 78
*4) Weiterentwicklung* 78
5.2. Internationale Forschungsarbeiten zum Yoga mit Kindern und Jugendlichen 78
5.3 Wissenschaftliche Veröffentlichungen zum Yoga mit Kindern und Jugendlichen in Zeitschriften und Journalen 79
5.3.1 Ergebnisse aus Medline 82
5.3.2 Ergebnisse aus PsycINFO 84
5.3.3 Ergebnisse aus Psychlit 88
5.4 Integration von Yoga mit Kindern und Jugendlichen in systemische Stresspräventionsansätze 89
5.4.1 Vernetzung in Systemen 89
5.4.2 SYSRED – Sytemische Stressreduktion in der Schule 90
5.4.3 SYSRED in der Kita und im Hort 92
5.4.4 Programme bzw. Methoden im Rahmen von SYSRED 95

**Literaturverzeichnis** 99

**Wissenschaftliche Veröffentlichungen zu EMYK®** 103

# Einleitung

## Warum dieses Buch?

In den letzten Jahrzehnten hat sich Yoga in Deutschland und anderen westlichen Ländern immer mehr etabliert. Es wird mittlerweile nicht mehr als reine Fitnessmethode angeboten, sondern vor allem als Entspannungsmethode gegen den Stress in unserer Zivilisation eingesetzt. Auch für Kinder wird seit vielen Jahren Yoga genutzt und es werden immer mehr Yogaprogramme entwickelt.
Die Effekte, die mit dieser Methode erreicht werden, lassen sich in einer non-linearen Sprache durch praktische Beobachtungen beschreiben. Diese Sprache findet sich in den meisten Büchern die derzeit zum Kinderyoga angeboten werden: Es werden praktische Anleitungen für Übungen dargestellt und mögliche Wirkungen genannt, die jedoch meistens nicht nachgewiesen wurden.
Um eine Methode auch an Institutionen wie Schulen zu etablieren reicht diese Praxissprache nicht aus. Wirkungen müssen wissenschaftlich untersucht und erklärt werden. Deshalb nutzt dieses Buch die lineare Sprache der Wissenschaft. Es soll einen Überblick über die bisherigen wissenschaftlichen Arbeiten zum Thema Kinderyoga geben, um Praktikern ein Argumentationsinstrument an die Hand zu geben.
Dabei werden nicht nur Untersuchungen zur Wirkung von Yoga dargestellt.
Im ersten Teil des Buches werden Argumente zusammengefasst, die die Notwendigkeit des Einsatzes von Entspannungsmethoden für Kinder belegen. Insbesondere wird auf das Belastungserleben von Kindern und Jugendlichen und deren Möglichkeiten zur Bewältigung eingegangen. Diese Felder werden fokussiert, weil sie die wichtigste Indikation von Yoga für Kinder und Jugendliche darstellen – die Autoregulation in Stresssituationen zu fördern.
Nach einer kurzen Einführung zu den Grundlagen von Yoga werden im zweiten Teil die Wirkmechanismen des Yoga genauer erklärt bzw. weitere Indikationen und Kontraindikationen der Methode herausgearbeitet. Für den Einsatz von Yoga für Kinder und Jugendliche in Institutionen sind diese Erläuterungen eine der notwendigen Voraussetzungen.
Zusätzlich ergibt sich die Notwendigkeit vor allem evidenzbasierter Yogaprogramme für Kinder und Jugendliche, d. h. Programme, die wissenschaftlich evaluiert worden sind. Im dritten Teil dieses Buches sollen deshalb die wichtigsten der derzeit in Deutschland existierenden Programme und die Ergebnisse deren Evaluation dargestellt werden. Ergänzt wird dieser Teil durch einen Überblick der nationalen und internationalen Forschung zum Yoga mit Kindern und Jugendlichen.

Dieses Buch soll allen Yogapraktikern, die mit Kindern arbeiten, helfen, ihre Arbeit wissenschaftlich begründen und strukturieren zu können. Das bedeutet, es wird eine Balance zwischen Theorie und Praxis angestrebt, um die öffentliche Akzeptanz von Kinderyoga zu optimieren.
Der Autor dieses Buches, Dr. Marcus Stück, wurde als Pionier der Kinderyogaforschung in Deutschland bekannt als er 1994 mit seiner wissenschaftlichen Arbeit zum Kinderyoga an der Universität Leipzig begann. So beruhen eine Vielzahl der Aussagen in diesem Buch auf der ersten Dissertation zum Thema Kinderyoga, die in Deutschland mit dem Titel *„Entwicklung und Evaluation eines Entspannungstrainings mit Yogaelementen für Mittelschüler als Bewältigungshilfe für Belastungen“* (Stück, 1997) entstanden ist. Diese Arbeit erhielt 1997 den Preis der Pädagogischen Stiftung Cassianeum in Donauwörth für eine herausragende wissenschaftliche Arbeit auf dem Gebiet „Kinder in Sondersituationen“ und legte den Grundstein für weitere wissenschaftliche Untersuchungen zum Yoga mit Kindern.
Dem Autor ist es ein Anliegen, die Forschungsarbeiten zum Thema Kinderyoga, die seitdem in den letzten 16 Jahre in Deutschland verfasst wurden, in diesem Buch zusammenzufassen und sie den Praktikern, die mit dem „Schatz“ Kinderyoga arbeiten, zur Verfügung zu stellen.

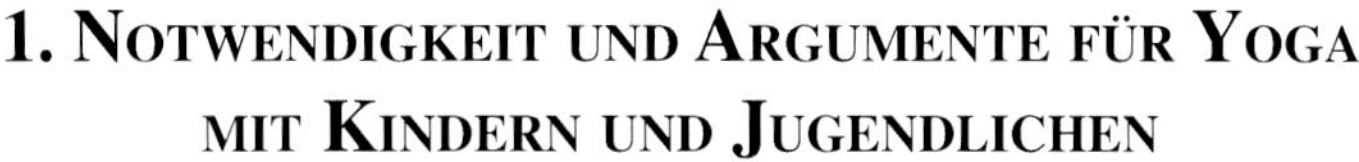

# 1. Notwendigkeit und Argumente für Yoga mit Kindern und Jugendlichen

Wir leben derzeit in einer Gesellschaft, die geprägt ist von Leistungsdruck und Konkurrenz. Besonders im beruflichen Umfeld erleben viele Erwachsene immer mehr Überforderungen, die langfristig zu negativen psychischen und physischen Folgen wie beispielsweise Burn Out führen. Deshalb haben in den letzten Jahren besonders im Erwachsenenbereich immer mehr Stressbewältigungsmethoden und -programme an Bedeutung gewonnen.
Kinder und Jugendliche sind in unserer heutigen Gesellschaft ebenfalls einer Vielzahl von Stressoren in Familie, Schule und Freizeit ausgesetzt. Empirische Untersuchungen zeigen, dass auch sie schon ein hohes Ausmaß an Belastungen erleben und psychische und physische Beanspruchungssymptome aufweisen (u.a. Engel & Hurrelmann, 1989; Nordlohne, 1992; Holler-Nowitzki, 1994; Lohaus et al., 1996).
Stück erkannte bereits 1994, dass diese Problematik nicht erst im Erwachsenenalter beginnt, sondern bereits im Kindes- und Jugendalter verwurzelt ist und Programme vor allem in diesem Zeitraum eingesetzt werden müssen um eine präventive Wirkung zur Gesundheitsförderung zu erreichen. Er sieht vor allem im Yoga eine geeignete Methode für Kinder und Jugendliche um stressbedingte Beanspruchungen zu regulieren und zu bewältigen.
Im Folgenden sollen die Bedingungen und Mechanismen, die bereits bei unseren Kindern zu Stress führen genauer erläutert und mit wissenschaftlichen Untersuchungen untermauert werden.

## 1.1 Belastungs- und Bewältigungserleben von Kindern und Jugendlichen

Bei der Bewältigung des Alltags sind Kinder und Jugendliche mit einer Vielzahl von Anforderungen konfrontiert, die sich vor allem in folgenden Bereichen ergeben:

- Institution Schule (z.B. zu große Klassenstärken in beengten Klassenzimmern, infolge der großen Schülerzahl sind keine differenzierten Leistungsanforderungen möglich)
- Leistung (z.B. Leistungsdruck durch beginnenden Wettbewerb um Lehrstellen und Bildungszertifikate, Klassenarbeiten bzw. Leistungskontrollen)

- Persönliche Entwicklung (z. B. Entwicklungsaufgaben, beginnende Pubertät, Identitätsprobleme)
- Soziale Entwicklung (Gruppenkonflikte, Auseinandersetzung mit Gleichaltrigen)
- Elternhaus (z. B. Konflikte mit Eltern u. a. durch Kontrolle und Leistungserwartungen, Beschäftigungssituation der Eltern, Konflikte mit Geschwistern [u. a. Engel & Hurrelmann, 1989])

Die adäquate psychische Verarbeitung und Bewältigung von Belastungen sind von Kind zu Kind verschieden und üben einen entscheidenden Einfluss auf das Auftreten von Stress-Symptomen und die physische und psychische Gesundheit aus.
Reißig und Petermann (1996) stellten eine Rangfolge der von Schülern in den sechsten Klassen in Leipziger Mittelschulen erlebten psychosozialen Belastungen auf. Relevante Problembereiche waren Schulstress (62,7 %), schlechte Zensuren (35,2 %), Streit im Elternhaus (28 %), seelische Belastungen (27,1 %), Geldsorgen (25,3 %), Ärger mit Lehrern (14,1 %) sowie Suizidabsichten (3,4 %). Ähnliche Ergebnisse wurden von Roßbach (1995) im Rahmen einer Untersuchung an einer Mittelschule in Chemnitz (6. bis 9. Klasse) ermittelt. Auch hier gehörte Schulstress (57,6 %) neben Problemen mit den Zensuren (45,8 %) zu den am häufigsten genannten Belastungen.
Dorsch (1994) betont, dass bei etwa 20 % der Schüler Leistungsbeeinträchtigungen infolge von Angst anzunehmen sind. Bei Nichtbewältigung von Anforderungen können sich neben Ängsten weitere negative Emotionen einstellen. Engel und Hurrelmann (1989) untersuchten typische, die Belastungsverarbeitung begleitende Emotionen auf ihre prozentuale Auftretenshäufigkeit hin. Am häufigsten traten dabei Wut (26,1 %), Ärger (20,5 %), Erschöpfung (18,2 %), depressive Verstimmungen bzw. Traurigkeit (17,8 %), Gefühle der Überforderung (12,3 %), der Angespanntheit (9,3 %) und der Unzufriedenheit (7,8 %) auf. Aber auch Nervosität/Unruhe (18,3 %), Konzentrationsschwierigkeiten (9,6 %), Schlaflosigkeit (9,5 %), Alpträume (5,2 %) sowie körperliche Symptome wurden als Folgen einer nicht gelingenden Bewältigung ermittelt. Zu den körperlichen Symptomen zählten u. a. Kopfschmerzen (23,4 %), Magenbeschwerden (10,2 %), Händezittern (8,4 %) und Übelkeit (8,1 %).

## 1.2. Belastung und Beanspruchung – Theoretischer Hintergrund

Bereits 1975 haben Rohmert und Rutenfranz die Begriffe *Belastung* und *Beanspruchung* deutlich voneinander unterschieden (Schönpflug, 1987). *Belastungen* sind Anforderungen bzw. Einflüsse, die von außen auf den Menschen einwirken und mit denen sich ein Individuum auseinandersetzen muss, um

- das Gleichgewicht zur Umwelt bzw. der Körperfunktionen zu erhalten (Homöostase),
- ein Ziel zu erreichen,
- Bedürfnisse bzw. Motive zu befriedigen.

Die subjektiven Auswirkungen einer von außen einwirkenden Belastung auf den Menschen werden als Beanspruchungen bezeichnet. Das bezieht sich sowohl auf psychische als auch auf physiologische Auswirkungen. Dabei handelt es sich jedoch nicht um ein einfaches Reiz-Reaktions-Verhältnis. Die Beziehung zwischen Belastung und Beanspruchung wird vielmehr durch Vermittlungs- und Rückkopplungsprozesse auf der psychophysiologischen Ebene beeinflusst. Das Beanspruchungserleben hängt dabei vor allem von den individuellen Voraussetzungen ab, die die Art und Weise der Auseinandersetzung mit der Umwelt bestimmen. Zu den individuellen Voraussetzungen gehören habituelle und situative Personenmerkmale (s. Tab. 1.1):

| Habituelle Merkmale | Situative Merkmale |
|---|---|
| - anatomisch-physiologische Voraussetzungen, Persönlichkeitseigenschaften<br>- Bedürfnis- und Motivstruktur<br>- Bewältigungsressourcen<br>- Trainings- und Anpassungszustand des Organismus wie z. B. individuelle Reaktionsweisen einzelner Organe und Organsysteme, Erfahrungen, Fähigkeiten, Fertigkeiten in Relation zur Anforderung | - aktueller Funktionszustand und Aktivitätsniveau des Organismus<br>- situativ wirksame Einstellungen<br>- Erfahrungen<br>- Motivationen |

***Tabelle 1.1:*** *Überblick zu individuellen Voraussetzungen (Scheuch & Schröder, 1990)*

Aus der Wechselwirkung zwischen der aktuellen Belastung und den vorliegenden individuellen Voraussetzungen ergibt sich die Beanspruchung, die als psychophysische Beanspruchungsreaktion sichtbar wird. Beanspruchungsreaktionen sind ein Teil des komplexen Bewältigungsverhaltens des Individuums. Wenn die *Beanspruchungsreaktionen* über längere Zeit außerhalb des psychophysischen Homöostasebereiches auftreten, kommt es zu Beanspruchungsfolgen.

## 1.3 Beanspruchungsfolgen

Beanspruchungsfolgen bilden das Ergebnis von Bewältigungsversuchen und äußern sich in längerfristigen morphologischen und funktionellen Veränderungen. Unterschieden werden positive und negative Beanspruchungsfolgen:

***Positive Beanspruchungsfolgen:*** zeigen sich in erhöhter Anpassungsfähigkeit im Sinne einer Verbesserung der Handlungskompetenz und psychoemotionalen Stabilität sowie in der Weiterentwicklung der Persönlichkeit des Individuums.

***Negative Beanspruchungsfolgen:*** ergeben sich aus einer unangemessenen Bewältigung innerer und äußerer Belastungen. Sie können sich durch Ermüdung (bei Überforderung), durch Monotonie (bei Unterforderung), durch Stresserleben (bei Bedrohungen und Individuum-Umwelt-Diskrepanzen) und durch psychischer Sättigung (durch Frustration) zeigen. Dabei äußern sich chronischer Stress und Übermüdung zunächst in Erschöpfungszuständen und langfristig in psychischen und körperlichen Symptomen. Chronischer Stress kann so zu Vorläufern von Krankheit und zu Krankheit selbst führen.

## 1.4 Empirische Untersuchungen[1] zu Beanspruchungsfolgen bei Kindern

Beanspruchungsfolgen lassen sich auf verschiedenen Ebenen beschreiben (u. a. Wagner-Link, 1999): Sie können sich auf der ***kognitiven***, ***emotionalen***, ***vegetativen***, ***muskulären*** und ***Verhaltensebene*** manifestieren. Diese stehen in Wechselwirkung miteinander und beeinflussen sich gegenseitig.
Im Folgenden werden neueren empirische Untersuchungen zu Beanspruchungsfolgen bei Kindern dargestellt. Dabei werden die Studienergebnisse den einzelnen Manifestationsebenen zugeordnet.

***Anmerkung:*** *Wenn keine eindeutige Zuordnung der Gesamtstudie möglich war, wird dieselbe Studie in mehreren Ebenen genannt, wobei jedoch nur die Nennung des auf die jeweilige Manifestationsebene bezogenen Studienergebnisses erfolgt.*

### *1.4.1 Emotionale Beanspruchungsfolgen*

Emotionale Beanspruchungsfolgen äußern sich in der Veränderung von Gefühls- bzw. Erlebensqualitäten. Mögliche Folgen von Überforderung im emotionalen Bereich können beispielsweise erhöhte Ängstlichkeit, Depressivität oder Nervosität sein.

1 Die folgenden Untersuchungen zu Beanspruchungsfolgen bei Kindern wurden einer Diplomarbeit an der Universität Leipzig von Jana Kühn (2002) entnommen.

| Autoren | Jahr | Inhalt |
|---|---|---|
| Engel & Hurrelmann | 1989 | ***Stichprobe:***<br>7. und 9. Klassen an Haupt-, Realschulen, Gymnasien, Gesamtschulen in Nordrhein-Westfalen.<br>***Ergebnisse:***<br>Sehr häufig traten auf:<br>Wut (26,1 %), Zorn/ Ärger (20,5 %), Gefühle von Erschöpfung (18,2 %) und Überforderung (12,3 %), depressive Verstimmungen bzw. Traurigkeit (17,8 %).<br>*Weiterhin zeigten sich:*<br>Anspannung (9,3 %), Unzufriedenheit (7,8 %), Einsamkeit und Angst.<br>*Eher seltener wurden:*<br>Gefühle von Sinnlosigkeit, Hilflosigkeit, Überflüssigsein und Schuldgefühle beobachtet. |
| Nordlohne | 1992 | ***Stichprobe:***<br>1.717 Schülerinnen und Schüler von 12 bis 17 Jahren an Hauptschulen, Realschulen, Gymnasien und Gesamtschulen in Nordrhein-Westfalen.<br>***Ergebnisse:***<br>- Wut (70 % der Mädchen, 66 % der Jungen),<br>- Traurigkeit (69 % der Mädchen, 37 % der Jungen),<br>- Zorn/Ärger (61 % der Mädchen, 49 % der Jungen),<br>- Erschöpfung und Überforderung (ca. 60 % der Mädchen und Jungen),<br>- Unzufriedenheit oder Angespanntheit (50 % der Mädchen und Jungen),<br>- Angst (44 % der Mädchen, 18 % der Jungen),<br>- Einsamkeit (36 % der Mädchen, 23 % der Jungen),<br>- Ca. ein Drittel der Mädchen und Jungen fühlen sich benachteiligt, empfinden Schuldgefühle oder Sinnlosigkeit.<br>- 28 % der Mädchen und 19 % der Jungen fühlen sich überflüssig und 28 % der Mädchen und 15 % der Jungen hilflos. |
| Projektgruppe Belastung | 1998 | ***Stichprobe:***<br>Klassenstufen 6 und 8 der Hauptschule, Realschule und des Gymnasiums.<br>***Ergebnisse:***<br>Belastung durch die Schule:<br>- stark belastet fühlen sich 15 %,<br>- nicht oder kaum belastet weitere 15 %,<br>- die restlichen zwei Drittel berichteten eine Belastung im mittleren Bereich.<br>- Hauptschüler und Realschüler wiesen die ungünstigsten Werte bezogen auf höhere Belastung auf. Die geringste Belastung zeigten Gymnasiasten. |

| Autoren | Jahr | Inhalt |
|---|---|---|
| Projektgruppe Belastung | 1998 | ***Einige Ergebnisse der Kategorien:***<br>*Erlebte Leistungserwartung:*<br>- Hauptschüler erlebten die höchste Leistungserwartung, Gymnasiasten die geringste und Realschüler befanden sich in der mittleren Position.<br>- Wenn die Schulleistungen nicht die Erwartungen der Eltern erfüllten, fand sich insgesamt ein ungünstigeres Verhältnis zwischen Eltern und Kindern. Dann wurde auch die Schule zunehmend zur Belastung und negativ gesehen. Höhere Schulangstwerte oder auch eine höhere reaktive depressive Verstimmtheit waren die Folgen.<br>*Persönliche Befindlichkeit:*<br>- Hauptschüler sahen ihre Situation selbst am negativsten. Sie waren nervöser, einsamer, ängstlicher und verstimmter als Realschüler und Gymnasiasten.<br>*Persönliche Disposition:*<br>- Hauptschüler hatten ein eher negatives Selbstbild verglichen mit Realschülern und Gymnasiasten.<br>- Mädchen litten stärker unter sozialen Verlustängsten, geringerem Selbstwertgefühl sowie Prüfungsangst, Nervosität und Ängstlichkeit als Jungen. |

***Tabelle 1.2:*** *Studien zu emotionalen Beanspruchungsfolgen*

## *1.4.2 Kognitive Beanspruchungsfolgen*

Die kognitive Ebene schließt die gesamten geistig-gedanklichen Prozesse wie Denken und Wahrnehmung ein. Beispielsweise kann die Informationsaufnahme und Wahrnehmung auf Stimuli eingeengt sein, die für die stressauslösende Situation wichtig sind, womit Lern-, Gedächtnis und Konzentrationsschwierigkeiten erklärbar werden (Wagner-Link, 1999).
In den meisten Untersuchungen verzichteten die Autoren auf eine adäquate kognitive Leistungsdiagnostik und stützten sich auf die subjektive Berichterstattung der Schüler, Eltern oder Lehrer (vgl. Tabelle 1.2).

Ein Großteil der Untersuchungen bezüglich der kognitiven Beanspruchungsfolgen widmet sich den Konzentrationsstörungen, wobei Lehrer und Eltern jedoch dazu neigen, dieses Phänomen zu überschätzen.
Konzentrationsstörungen sind selten monokausal bedingt, sondern unterliegen oft vielfältigen Verursachungen und Wirkzusammenhängen. Hirnorganische und genetische Faktoren können in der multifaktoriellen Bedingtheit ebenso eine Rolle spielen wie Umweltfaktoren bzw. Lernbedingungen, wozu beispielsweise ungünstige Lebensumstände oder Überforderungen gerechnet werden.

| Autoren | Jahr | Inhalt |
|---|---|---|
| Engel & Hurrelmann | 1989 | ***Stichprobe:*** 7. und 9. Klassen an Gymnasien, Haupt-, Real- und Gesamtschulen in Nordrhein-Westfalen. ***Ergebnis:*** Konzentrationsschwierigkeiten gaben etwa 10 % der Schüler an. |
| Nordlohne | 1992 | ***Stichprobe:*** 1.717 Schülerinnen u. Schüler von 12 bis 17 Jahren an Hauptschulen, Realschulen, Gymnasien und Gesamtschulen in Nordrhein-Westfalen. ***Ergebnis:*** 41 % der Mädchen und 30 % der Jungen berichteten über häufig oder manchmal auftretende Konzentrationsschwierigkeiten. |

***Tabelle 1.3:*** *Studien zu kognitiven Beanspruchungsfolgen*

### *1.4.3 Muskuläre Beanspruchungsfolgen*

Die muskuläre Ebene betrifft Reaktionen im Bereich der Skelettmuskulatur, d. h. diejenigen, die willkürlich kontrollierbar sind. Charakteristisch für Stressreaktionen in dieser Ebene sind muskuläre Anspannung bis hin zur chronischen Verspannung ganzer Körperpartien, was übermäßig viel Energie erfordert und zum vorzeitigen Ermüden führt. Durch die ständige Anspannung einzelner Muskelpartien wird die Blutzufuhr behindert und die Abfallprodukte Kohlensäure und Milchsäure können sich ansammeln. Durch diese Ansammlung entstehen Schmerzen, die nach einiger Zeit auch ohne direkten Auslöser auftreten. Ein Beispiel ist der Spannungskopfschmerz, der sich als Folge der Nackenmuskulaturverspannung entwickelt.

| Autoren | Jahr | Inhalt |
|---|---|---|
| Sherry et al. (zit. in Grob) | 1991 | ***Ergebnisse:*** Bei Kindern mit muskuloskelettalen Schmerzen wurden deutliche Zusammenhänge zu belastenden Lebenssituationen und Ereignissen nachgewiesen. Von den 100 Kindern mit muskuloskelettalen Schmerzen wurden bei 28 Kindern eine Vaterabwesenheit, bei 20 Kindern ein schwerer Erkrankungsfall in der Familie und bei 19 Kindern ein Todesfall in der Familie festgestellt. |
| Nordlohne | 1992 | ***Stichprobe:*** 1.717 Schülerinnen und Schüler von 12 bis 17 Jahren an Hauptschulen, Realschulen, Gymnasien und Gesamtschulen in Nordrhein-Westfalen. ***Einige Ergebnisse*** Im letzten Jahr litten über 20 % unter Nacken- und Schulterschmerzen. |

***Tabelle 1.4:*** *Studien zu muskulären Beanspruchungsfolgen*

Labbe bespricht in dem Journal „Headache“ (1988) die bis zu dieser Zeit vorliegende Literatur bezüglich von durch Muskelspannung bedingten Kopfschmerzen bei Kindern, einschließlich Pathophysiologie, Prävalenz, Beurteilung und Behandlungsansätzen. Die medizinischen und psychologischen Erkenntnisse weisen darauf hin, dass der kindliche Spannungskopfschmerz mit dem bei Erwachsenen vorkommenden Spannungskopfschmerz Ähnlichkeiten aufweist und durch psychologische bzw. stressreiche Erfahrungen verursacht wird. Weiterhin schlussfolgert Labbe aus der Forschungsliteratur, dass die Kopfschmerzen effektiv mit einem Entspannungstraining und/oder einem Elektromyogramm-Biofeedback behandelt werden können.

### *1.4.4 Vegetative Beanspruchungsfolgen*

Die vegetative Ebene beinhaltet die Gesamtheit der Reaktionen des vegetativen Nervensystems und der damit verbundenen Organe, die nicht der willkürlichen Kontrolle unterliegen. Das psychophysiologische bzw. psychophysische Wechselspiel spielt eine wichtige Rolle – aus Überforderungssituationen kann die Erhöhung der Reaktionsbereitschaft in Richtung Erregung mit (psychosomatischen) Beschwerden resultieren. Vegetative Überforderungsreaktionen sind zum Beispiel Herz-Kreislauf-Beschwerden, Hypertonie, Magen- und Darmbeschwerden, Schlafstörungen, Schwindelanfälle, Übelkeit und chronische Müdigkeit. Unter psychosomatischen Beschwerden werden solche somatischen Störungen spezifiziert, die kein organisches Substrat aufweisen, und bei denen psychosoziale Konflikte als Ursache, Teilursache bzw. den Krankheitsprozess aufrechterhaltende Faktoren angenommen werden.
Die Symptomnennungen müssen teilweise relativiert betrachtet werden und dürfen nicht ausschließlich auf das Stresserleben zurückgeführt werden, da sie auch durch körperliche Erkrankungen zustande kommen können.

Die Resultate der Untersuchungen zeigen, dass bereits Kinder und Jugendliche unter einem hohen Ausmaß an psychovegetativen und psychosomatischen Störungen leiden, in deren Ätiologie die Stärke der Stressbelastung eine entscheidende Einflussgröße darstellt. Obwohl die Ursachen der berichteten Symptome in den Untersuchungen nicht geklärt wurden, können die großen Auftretenshäufigkeiten bei diesen Beschwerden jedoch nicht durch akute oder chronische Erkrankungen erklärt werden, womit geschlussfolgert werden kann, dass ein bedeutender Teil der Kinder typische physiologisch-vegetative Stress-Symptome entwickelt hat (Klein-Heßling, 1997).

### *1.4.5 Manifestationen von Beanspruchungen im Verhaltensbereich*

Als Folge von Stresserleben können sich Verhaltensauffälligkeiten, die sich beispielsweise in Leistungs- und Lernstörungen und in sozialen Störungen äußern, entwickeln, wobei hier häufig keine klare Unterscheidung zwischen Ursache und Wirkung möglich ist (Lohaus et al. 1996).

| Autoren | Jahr | Inhalt |
|---|---|---|
| Holler-Nowitzki | 1994 | ***Stichprobe:***<br>SchülerInnen der 7. und 9. Jahrgangsstufen an Haupt-, Real-, Gesamtschulen und Gymnasien des Landes Nordrhein-Westfalen.<br>***Einige wichtige empirische Ergebnisse:***<br>Psychosomatische Beschwerden sind eine stark verbreitete Gesundheitsbeeinträchtigung im Jugendalter. Über einen Zeitraum von zwei Jahren berichteten ungefähr 30 % der Jugendlichen von häufigen und manchmal auftretenden psychosomatischen Beschwerden:<br>- Kopfschmerzen (20 % der Jugendlichen),<br>- Nervosität bzw. Unruhe (16 %),<br>- Schwindelgefühle (12 %),<br>- Konzentrationsschwierigkeiten (9 %),<br>- Magenbeschwerden (9 %) und<br>- Schlafstörungen (9 %).<br>- Selten treten Schweißausbrüche und Atembeschwerden auf.<br>Die Beziehung zwischen einzelnen Stressoren und dem Auftreten psychosomatischer Beschwerden ist folgendermaßen charakterisierbar:<br>Es besteht ein grundsätzlicher Zusammenhang zwischen Zukunftsplänen, deren Realisierung als unsicher wahrgenommen wird, und dem Auftreten psychosomatischer Beschwerden. Weiterhin ist die Gruppe von Jugendlichen überdurchschnittlich mit psychosomatischen Symptomen belastet, die Probleme mit Leistungsanforderungen angibt. Konflikte mit den Eltern aufgrund von Schulleistungsschwierigkeiten bilden einen weiteren Risikofaktor für psychosomatische Beschwerden. |
| Lohaus, Fleer, Freytag & Klein-Heßling (zit. in Lohaus & Klein-Heßling) | 1996 | ***Ergebnisse:***<br>Grundschüler wurden nach sieben überwiegend somatischen Symptomen gefragt (Kopfweh, Bauchweh, Schwindel, Erschöpfung, Schlafschwierigkeiten, Übelkeit und Appetitlosigkeit):<br>- Ca. ein Drittel der Grundschulkinder berichteten davon, mindestens einmal in der zurückliegenden Woche unter Kopf- und Bauchschmerzen gelitten zu haben, jedes 5. Kind sogar mehrfach.<br>- Erschöpfungszustände wurden besonders häufig geschildert – etwa 75 % der Befragten gaben dieses Symptom einmal bzw. mehrfach für die vergangene Woche an.<br>- Etwa 50 % der Grundschüler nannten mindestens drei der sieben Symptome für den Zeitraum der letzten Woche.<br>- Durchschnittlich wurden von den Grundschülern zwischen drei und vier verschiedene Symptome angegeben. |

| Autoren | Jahr | Inhalt |
|---|---|---|
| Luka-Krausgrill, Reinhold | 1996 | ***Inhalt:***<br>226 SchülerInnen im Alter von 11 bis 14 Jahren wurden untersucht.<br>***Ergebnis:***<br>- keine Kopfschmerzen im letzten halben Jahr: 9,3 % der Jugendlichen<br>- mehr als einmal im Monat Kopfschmerzen: 15,5 % → Diese Jugendlichen weisen ein höheres Stresserleben, eine stärkere Belastung, ein eher vermeidendes Bewältigungsverhalten und weniger soziale Unterstützung auf. |
| Höpner-Stamos | 1996 | ***Inhalt:***<br>2.330 Jugendliche im Alter zwischen 12 und 16 Jahren.<br>***Ergebnisse:***<br>- Psychosomatische Beschwerden im Jugendalter = wichtiger Faktor im Bereich gesundheitlicher Belastungen.<br>- Über 50 % der untersuchten Jugendlichen: gelegentlich oder häufig Nervosität, Konzentrationsschwierigkeiten und Kopfschmerzen. |
| Projektgruppe Belastung | 1998 | ***Stichprobe:***<br>Klassenstufen 6 und 8 der Hauptschule, Realschule und des Gymnasiums.<br>***Einige Ergebnisse:***<br>*Persönliche Befindlichkeit:*<br>- Ca. 8 % der Schüler gaben massive Stress-Symptome an, weitere ca. 16 % erhebliche Stress-Symptome.<br>- Hauptschüler beschrieben ihre Situation am negativsten. Sie zeigten mehr Ermüdungserscheinungen und physische Stress-Symptome wie Augenschmerzen, Rückenschmerzen und Unausgeschlafenheit als Realschüler und Gymnasiasten. Sie berichteten ein höheres Maß an psychovegetativen Störungen wie Übelkeit, Kopfschmerzen und Einschlafstörungen.<br>*Persönliche Disposition:*<br>Mädchen gaben mehr psychovegetative Störungen an als Jungen. |

***Tabelle 1.5:*** *Studien zu vegetativen Beanspruchungsfolgen*

Nach Hurrelmann (1990) sind die meisten der psychisch, physiologisch und sozial von der Norm abweichenden Verhaltensweisen als Stress-Symptome zu werten, d. h. die Kinder und Jugendlichen befinden sich in einem aus Belastungen resultierenden bio-psycho-sozialen Spannungszustand und können sich nicht befriedigend mit den Anforderungen und Herausforderungen, die sich ihnen in modernen Industriegesellschaften stellen, auseinandersetzen.

Die Anforderungen, die auf Kinder und Jugendlichen in der heutigen Zeit einwirken, sind zunehmend komplexer und schwieriger geworden und beanspruchen hohe Flexibilität und Handlungskapazitäten. Werden die persönlich verfügbaren Ressourcen der Bewältigung dabei überstiegen, können problematische Verhaltensweisen

| Autoren | Jahr | Inhalt |
|---|---|---|
| Engel & Hurrelmann | 1989 | ***Stichprobe:***<br>7. und 9. Klassen an Gymnasien, Haupt-, Real- und Gesamtschulen in Nordrhein-Westfalen.<br>***Ergebnisse:***<br>- Erhöhtes Delinquenz- bzw. Devianzrisiko, wenn die Verwirklichung wichtiger Werte gefährdet scheint. Das Risiko an selbstgestellten schul- u. berufsbezogenen Anforderungen zu scheitern bzw. die Erwartungen anderer nicht zu erfüllen, und Deprivationserfahrungen in der Gleichaltrigengruppe stellen in der Genese von jugendlicher Devianz bedeutsame bzw. ausschlaggebende Faktoren dar.<br>- Alkohol-, Tabak- und Drogenkonsum = eine Form der Bewältigung von Belastungen im Jugendalter, die sich vor allem bei schulischer Belastung und ungesicherter Integration in der Gleichaltrigengruppe zeigt. |
| Nordlohne, Hurrelmann & Holler | 1989/ 1992 | ***Stichprobe:***<br>1.717 Schülerinnen u. Schüler von 12 bis 17 Jahren an Hauptschulen, Realschulen, Gymnasien u. Gesamtschulen in Nordrhein-Westfalen.<br>***Ergebnisse:***<br>Der Konsum legaler Drogen stellt für einen großen Teil der Jugendlichen einen festen Bestandteil ihres Verhaltensrepertoires dar:<br>- Die Hälfte von ihnen konsumiert gelegentlich bzw. regelmäßig Alkohol, ein Drittel sind Raucher bzw. Raucherinnen. 8 % zeigen dabei relativ exzessiven Alkoholgenuss bezogen auf weiche Alkoholika und 2 % bezogen auf harte Alkoholika.<br>- Als förderlich für den Tabak- und Alkoholkonsum konnten einerseits Schullaufbahnschwierigkeiten andererseits Bedingungen in der Gleichaltrigengruppe (z. B. Benachteiligungen oder auch starke Cliquenintegration) nachgewiesen werden. Der Konsum wurde dabei durch familiäre Konflikte und auftretende Stress-Symptome verstärkt. Somit wurde unter anderem die spannungs- und stressregulierende Funktion des Alkohol- und Zigarettenkonsums aufgezeigt.<br>- 32 % der Befragten berichteten, mindestens einmal in der Woche Medikamente gegen Schulstress und Leistungsüberforderungen einzunehmen. Der Arzneimittelkonsum hängt bei Jugendlichen eng mit Störungen ihres Wohlbefindens, was sich in psycho-physischen Beschwerden (Kopfschmerzen, Nervosität, Schlafstörungen) und in emotionalen Dysregulationen äußert und oft durch schulische Stressfaktoren entsteht, zusammen. |

| Autoren | Jahr | Inhalt |
|---|---|---|
| Projektgruppe Belastung | 1998 | ***Stichprobe:***<br>Klassenstufen 6 und 8 der Hauptschule, Realschule und des Gymnasiums.<br>***Ergebnisse bezüglich der erlebten Leistungserwartung:***<br>Wenn die Schulleistungen nicht die Erwartungen der Eltern erfüllen, findet sich insgesamt ein ungünstigeres Verhältnis zwischen Eltern und Kindern u. a. mit häufigeren Genuss- und Rauschmittelgebrauch der Kinder. |

***Tabelle 1.6:*** *Studien zu Beanspruchungsfolgen im Verhaltensbereich*

forciert werden (Nordlohne, 1992). Die Befunde beweisen, dass aus dem Spektrum von Verhaltensauffälligkeiten vor allem gesundheitsgefährdendes Verhalten wie der legale und illegale Drogen- und Arzneimittelkonsum, aber auch Delinquenz und Aggressivität in der Zunahme begriffen sind. Die Ursachen des Alkohol-, Tabak- und Medikamentenkonsum sind jedoch sehr komplex und vielschichtig, er kann nicht nur als kompensatorische Strategie zur Regulierung von Konflikt- und Belastungssituationen gedeutet werden. Weitere funktionale Aspekte des Drogenkonsums bestehen zum Beispiel darin, Status-, Konformitäts- und Integrationsbotschaften der Kinder und Jugendlichen vor allem in die Gleichaltrigengruppe zu transportieren (Nordlohne, 1992). Der legale Drogengebrauch (Alkohol- und Zigarettenkonsum) weist einen engen Zusammenhang zu schulleistungsbezogenen Schwierigkeiten und dem Bildungsniveau auf, d. h. als entscheidende Auslöser für den Drogenkonsum erwiesen sich schulische Belastungsfaktoren, und die günstigsten Konsummuster finden sich bei Gymnasiasten, die ungünstigsten bei Hauptschülern (siehe ebd.).

## 1.5 Zusammenfassende Betrachtung

Die negativen Beanspruchungsfolgen bei Kindern und Jugendlichen äußern sich in einem breiten Spektrum verschiedener Reaktionen. Diese Beanspruchungsfolgen sind Auswirkungen immer größer werdender Belastungen der Kinder und Jugendlichen.
Die Studienergebnisse der unterschiedlichen Manifestationsebenen, welche die vielfältigen Auswirkungen von chronischen Überforderungen im Kindes- und Jugendalter dokumentieren, zeigen die Notwendigkeit auf, Schülern Einflussmöglichkeiten für einen adäquaten Umgang mit Belastungen anzubieten. Die anfänglich temporären Stress-Symptome können sich zu ernsthaften funktionellen Störungen entwickeln, wenn stressauslösende Bedingungen über einen längeren Zeitraum anhalten.
Aus diesem Grund sollten geeignete Präventions- und Interventionsmaßnahmen für Kinder, die einen bedeutsamen Beitrag zur Gesundheitsförderung leisten können und manifeste Krankheitserscheinungen verhindern können, bereitgestellt werden.

# 2. Grundlagen der Bewältigung von Belastungen, Beanspruchungen und Beanspruchungsfolgen bei Kindern und Jugendlichen

Um Stress zu bewältigen gibt es verschiedenste Möglichkeiten. Prinzipiell lassen sich dabei auch bei Kindern und Jugendlichen zwei Ansätzen unterscheiden:

1. Veränderung der Bedingungen auf der Anforderungsseite (z. B. Schule, Eltern)
2. Verbesserung der personalen Bewältigungsfähigkeiten der Kinder um:

   a) äußere Anforderungen effizient zu meistern (z. B. durch die Vermittlung von Lerntechniken).
   b) einen internen Regulationsausgleich und damit eine Stabilität der Persönlichkeit zu erreichen, die eine Voraussetzung für erfolgreiches externales Handeln bildet. Diese interne Balance bezieht sich auf Emotionen, Aktivierung, allgemeines Wohlbefinden, Selbstreflexionen, Muskelverspannungen. Entspannungsverfahren wie z. B. Progressive Muskelrelaxation, Yogatechniken und Autogenes Training stellen dafür geeignete Methoden dar und versetzen den Körper in einen Ruhezustand mit vermindertem Energieverbrauch.

Dabei ist es wichtig beide Bereiche zu beachten. Entspannungsmethoden allein können äußere Bedingungen, die für die Betroffenen nicht tragbar sind nicht verhindern, sondern nur den Umgang mit diesen beeinflussen. Es ist nötig, systemisch an der Bewältigung zu arbeiten und damit auch die Bedingungen zu verändern. Deshalb werden in Kapitel 5 weiterführende Ansätze des Autors zur Bedingungsveränderung näher erläutert.
Hier soll zunächst auf die wissenschaftlichen Grundlagen personaler Bewältigungsmechanismen eingegangen werden.

## 2.1 Bewältigung im Rahmen des Coping-Konzepts von Lazarus

Als Coping definiert Lazarus (zit. nach Franz, 1989) alle kognitiven, emotionalen, behaviouralen und physiologischen Reaktionen und Aktivitäten, die Menschen unternehmen, um Belastungen und kritische Lebensereignisse zu meistern. Das Bewältigungsverhalten wird von zwei Bewertungsprozessen ausgelöst, die von der Situation, von den Coping-Fähigkeiten (Persönlichkeitsbesonderheiten) und den Coping-Ressourcen (soziale Unterstützungssysteme, Geld oder Besitz materieller Hilfsmittel) der Person abhängen:

**1. Primäre Bewertung:**
Eine Situation, Anforderung oder ein Ereignis wird zunächst im Hinblick auf die subjektive Bedeutsamkeit eingeschätzt. Sie kann für das Individuum entweder unbedeutend sein oder als bedrohlich, schädigend sowie herausfordernd erlebt werden.

**2. Sekundäre Bewertung:**
In einem zweiten Bewertungsprozess beurteilt das Individuum seine eigenen Bewältigungsmöglichkeiten. Das Individuum muss sich selbst die Fähigkeit zuschreiben, mit einem gewissen Grad an Anstrengung und mit seinen Bewältigungskompetenzen die anstehenden Probleme unter Kontrolle bringen zu können. Kann es das, ist die Stressphase zu Ende, und die Aufgabe wird kompetent, routiniert erledigt. Wenn eingeschätzt wird, dass eine Anforderung aufgrund mangelnder Kompetenz nicht gelöst werden kann, beginnt der eigentliche Bewältigungsvorgang.

Diese beiden Bewertungsprozesse stehen in ständigem Austausch, wobei die sekundäre Einschätzung der primären sogar vorausgehen kann. Sie laufen wiederholt ab, solange die stressinduzierende Bedingung besteht und bestimmen gemeinsam in der Person-Umwelt-Transaktion die Qualität des individuellen Stresserlebens.

### *2.1.1 Bewältigungsprozesse*

Die primäre und sekundäre Bewertung löst folgende Emotionen aus (s. Tafel 2.1).

### *2.1.2 Formen der Belastungsbewältigung*

Das Bewältigungsverhalten eines Menschen kann aus vier Handlungs- bzw. intrapsychischen Aktivitäten bestehen. Diese „Formen der Belastungsbewältigung" sind in der nachfolgenden Tafel 2.2 dargestellt.

Aus diesen Formen des individuellen Bewältigungsverhaltens lassen sich zwei Coping-Strategien, die im Bewältigungsprozess angewendet werden, ableiten:

- **Problemorientiertes-instrumentelles Coping (externales Coping):**
  Bei dieser Strategie geht es um die Beeinflussung der Stress erzeugenden Bedingungen durch die Person. Das Individuum soll dazu befähigt werden,

„die Problemstruktur der eingetretenen Lage zu analysieren, darauf bezogene Kompetenzen zu gewinnen, zur rechten Zeit handelnd einzugreifen und im Gesamtkontext verfügbare Ressourcen zu mobilisieren“ (Schröder, 1996, S. 17). Das kann z. B. durch problemlösendes Handeln oder durch Veränderungen des Kommunikationsverhaltens, der Situation, eigener Werte sowie des Tagesablaufs erreicht werden. Bei Schülern ist das z. B. das Erlernen von kindgerechten Problemlösungsstrategien oder eines Zeitmanagements.

- **Emotionszentriertes-palliatives Coping (internales Coping):**
  Dabei geht es um die Beeinflussung und Regulierung des inneren Milieus (u. a. körperlich emotionale Reaktionen in akuten Belastungssituationen, Muskelverspannungen, Selbstreflexionen), um Stresszustände aber auch negative Beanspruchungsfolgen zu bewältigen.
  Die beschriebene internale Regulation wird unterstützt u. a. durch Entspannungsverfahren, innere Dialogführung, Ablenkung, sportliche Betätigung, Senkung des Anspruchsniveaus. Die emotionszentrierten Techniken wirken palliativ (lindernd) und können gesundheitsschädigende Folgen begrenzen.

Bei der Bewältigung von Stresssituationen sollte sowohl intrapsychisch als auch external angesetzt werden. Eine alleinige *Emotionsreduktion* (z. B. Angstbewältigung) ohne Bearbeitung der auslösenden Ursachen, bringt nur *symptomatische*

| |
|---|
| **Angst, Furcht, Aufgeregtheit und Besorgnis:** Im Falle einer Auseinandersetzung mit einer Anforderung, die als bedrohlich eingeschätzt wird, tritt Angst, Furcht, Aufgeregtheit oder Besorgnis als begleitende Emotion auf. Der Betreffende spürt die Angst und entnimmt daraus die Gewissheit, dass seine Bewältigungskompetenzen nicht ausreichen, um die Anforderung zu meistern. Das Coping hat somit auch eine angstbeseitigende Funktion. |
| **Ärger, Traurigkeit, Resignation, Hilflosigkeit bzw. Niedergeschlagenheit:** Im Falle der Situationsbewertung als Schädigung bzw. Verlust, was sich z. B. auf Verlusterlebnisse, Schulversagen und der damit zusammenhängenden Beeinträchtigung des Wohlbefindens bezieht, wird mit Ärger, Traurigkeit, resignativen Gefühlszuständen und Hilflosigkeit bzw. Niedergeschlagenheit reagiert. Der Schüler wird sich zunehmend bewusst, der Situation nicht mehr gewachsen zu sein. Damit wird jegliche Initiative als erfolglos beurteilt und Versagen scheint vorprogrammiert zu sein. |
| **Zuversicht, Interesse, Neugier und Hoffnung:** Die Beurteilung einer Situation als Herausforderung, d. h. die subjektive Erwartung, die eigenen Fähigkeiten erfolgreich zur Bewältigung der Situation einsetzen zu können, wird als Chance zur Erweiterung der eigenen Kompetenzen angesehen. Diese Einschätzung fördert die Aktivität und Ausdauer bei der Bewältigung. Empfindungen wie Zuversicht, Interesse, Neugier, Hoffnung treten auf. |

***Tafel 2.1:*** *Begleitende Emotionen bei den primären und sekundären Bewertungsprozessen*

*Erleichterung* und hinterlässt keine kausale Wirkung. Um diese zu erreichen, müssten z. B. Bedingungen in der Schule (Umweltseite) geändert werden. Dieser Hinweis ist für die Abschätzung der interventiven Effekte von Yoga mit Kindern bedeutsam, da hier besonders der emotional-palliative Aspekt angesprochen wird.

| |
|---|
| **Informationssuche:**<br>Dient zum Erlangen von Hinweisen zur Änderung der Sichtweise auf das Problem. |
| **direkte Aktion:**<br>Dient zur unmittelbaren Veränderung von Belastungsbedingungen (*instrumenteller Aspekt*) bzw. auch zur direkten Regulierung negativer Emotionen beim Auftreten von Belastungen (*palliativer Aspekt*), z. B. durch das Durchführen von Entspannungsübungen wird Wohlbefinden erreicht. |
| **Aktionshemmung:**<br>Es handelt sich hierbei um das Unterlassen uneffektiver Verhaltensweisen. |
| **intrapsychische Bewältigungsprozesse:**<br>Kognitive Prozesse zur Regulation von Emotionen, zur Wiederherstellung des Wohlbefindens, zur Selbstentspannung bzw. positiven Veränderung der Situationswahrnehmung (Ablenkung, Bagatellisierung, Leugnung, Intellektualisieren, Selbstermutigung). |

***Tafel 2.2:*** *Formen der Belastungsbewältigung nach Lazarus (1974)*

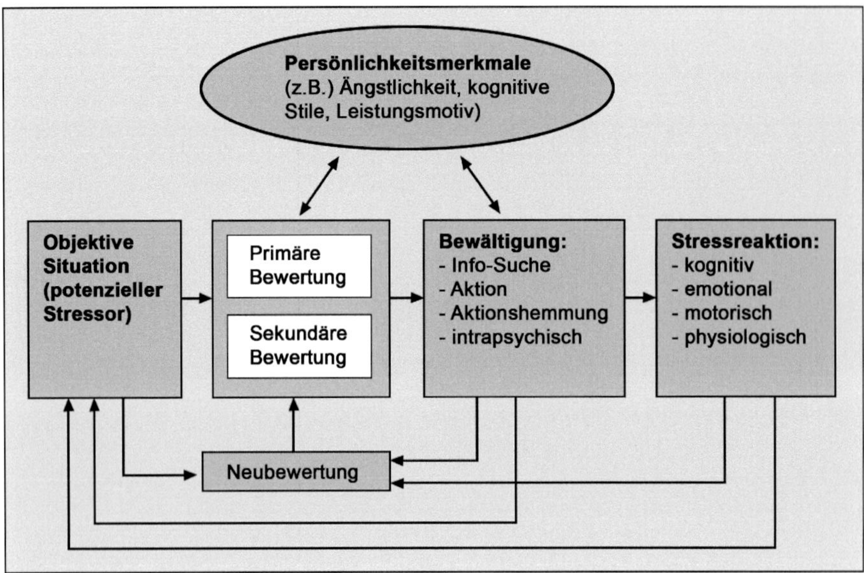


***Abbildung 2.1:*** *Transaktionales Stresskonzept von Lazarus (nach Knobloch, Niehues & Walschek, 1995)*

Lazarus (1974) betont, dass bei einem Misserfolg der Bewältigungsanstrengungen des Individuums mit dem Auftreten von Stressreaktionen zu rechnen ist, die auf der physiologischen, kognitiven, emotionalen und/oder motorischen Verhaltensebene auftreten können. Langfristig ergeben sich Probleme für den Gesundheitszustand des Betroffenen.
Außerdem löst das Ergebnis der Coping-Bemühungen einen Bewertungsprozess aus, der zur Neubewertung der ursprünglichen primären und sekundären Einschätzung führen kann. Dieser Neubewertungsprozess ermöglicht die kontinuierliche Adaptation des Systems an die sich immer wieder verändernde Person-Umwelt-Transaktion (s. Abb. 2.1).

Das „Salutogenic model" von Antonovsky (1987) zielt auf sog. protektive Ressourcen und die Stärkung des Individuums und seiner Gesundheit ab, um der Herausforderung durch Stressreize besser gewachsen zu sein. Zu diesen protektiven Ressourcen zur Herausbildung einer widerstandsfähigen Persönlichkeit (*„hardiness"*, u. a. Kobasa, 1990) zählt die Beherrschung von Relaxationsmethoden.

## 2.2 Selbstregulatorische Aspekte der Belastungsbewältigung

### *2.2.1 Grundlagen menschlicher Regulationsaktivität*

Die menschliche Regulationsaktivität besteht aus zwei miteinander verbundenen Funktionskreisen: der umweltgerichteten Regulation und der Selbstregulation (s. Abb 2.2). Im Stresskonzept von Lazarus werden sie auch als externales und internales Coping bezeichnet.

Die *umweltgerichtete* (externale) *Regulationsaktivität* hat die Regulierung des gegenstandsgerichteten und problemorientierten Mensch-Umwelt-Bezuges zum Ziel. Es wird dabei vor allem die Anforderungsbewältigung reguliert.
Die *Selbstregulation* (internale Regulation) hat die Organisationsstruktur und Funktionsfähigkeit der psychophysischen Einheit „Mensch" zu garantieren (Schröder, 1997). Sie ist eine auf die eigene Emotionalität, aber auch kognitive und physiologische Ausgleichsprozesse (Homöostase) bezogene Aktivität. Die dadurch erreichte Stabilisierung des Selbstsystems ist Voraussetzung für erfolgreiches externales Agieren. Aktivitäten zur Stabilisierung des Selbstsystems sind u. a. die unter dem emotionszentrierten-palliativen Coping (internales Coping) erläuterten Aktivitäten.

Schröder (1997) benennt in Auswertung neuester Erkenntnisse der Emotions- und Stressbewältigungsforschung emotionsbezogene Interventionsziele, die für Trainingsprogramme zur Verbesserung der Selbstregulation gelten können (s. Tafel 2.3).

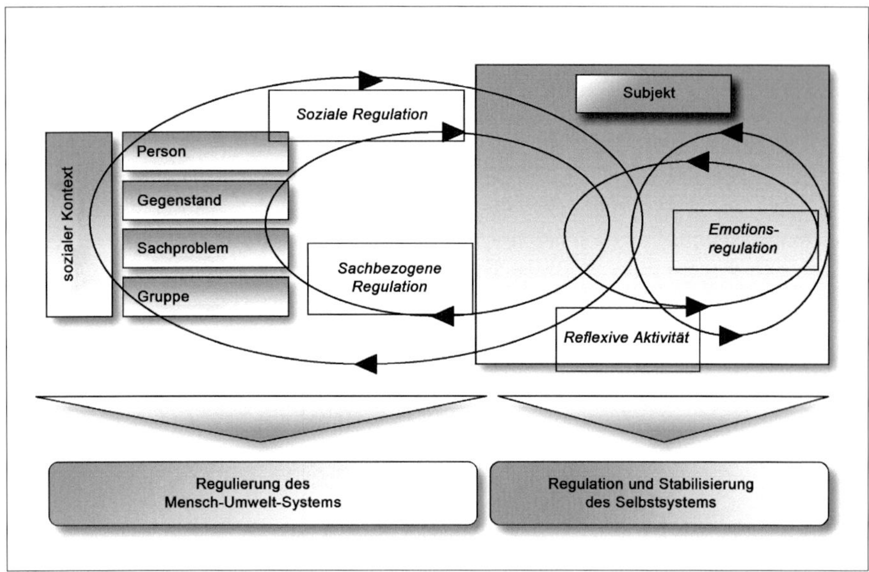


***Abbildung 2.2:*** *Zwei Hauptakzente menschlicher Regulationsaktivität (Schröder, 1997)*

### *2.2.2 Bedeutung der Selbstregulation nach Hecht und Balzer, 1996*

Auch Hecht und Balzer (1996) äußern sich (im Rahmen ihrer psychophysiologischen Forschungen zur Messung von Regulationsprozessen) zur Selbstregulation und ihrer Bedeutung bei der Bewältigung von Stress (s. Tafel 2.4).

Als Maßstab für das Funktionieren der Selbstregulation legen Hecht und Balzer das Verhältnis zwischen der Leistungsanforderung und dem Leistungsvermögen zugrunde. Wenn es durch Anforderungen oder Überforderungen des Leistungsvermögens zu einem Ungleichgewicht kommt, sind laut Hecht und Balzer drei Stufen der Selbstregulation möglich, die in Tafel 2.5 dargestellt sind:

Es wird bei der Betrachtung der vorgeschlagenen Aktivitäten in der Tafel 2.5 deutlich, dass die Auffassungen von Hecht und Balzer zum Begriff „Selbstregulation" sowohl externale als auch internale Regulationsaktivitäten einschließen und damit weiter, als in der Psychologie üblich, gefasst ist (Diese Einschätzung wird ebenfalls von Schröder geteilt [persönl. Mitteilung, 1/97]). Zu den Methoden der Selbstregulation werden von Hecht und Balzer Entspannungsmethoden gezählt, wie das folgende Zitat zeigt (Hecht & Balzer, 1996, S. 4):
*„Die Selbstregulation kann man durch das Bewusstsein beeinflussen. Diese Erkenntnis nutzt man bei der Verwendung verschiedener Entspannungsmethoden*

*bzw. Versenkungstechniken, wie z. B. Yoga, Meditation und der Hypnose. Wer das Autogene Training beherrscht, verbessert mit seinen Übungen bewusst die Selbstregulation.“*

1. Ausgewogenheit gegenstandsgerichteter und ich-gerichteter Regulationsaktivitäten
2. Eigene Gefühlszustände wahrnehmen, beschreiben und in Worte fassen lernen
3. Erkennen der Quellen und Motive eigener Gefühle (Informationsgehalt von Gefühlen entschlüsseln und nutzen lernen)
4. Dialog zwischen kognitiver und emotionaler Regulationsebene erlernen („Hoch- und Runter schalten“, Re-Interpretation, Validierung und Relativierung von Gefühlszuständen)
5. Früherkennung eines situativen Gefühlsaufbaus (Sensibilisierung) und zeitige Gegensteuerung
6. Bremsung von eskalierenden Gefühlsaufladungen (STOPS)
7. Negative Gefühlslagen (z. B. Spannungen, Druck, Verunsicherungen) vorübergehend „aushalten“ lernen.
8. Eigenen bevorzugten Stil des Gefühlsausdrucks erkennen. Günstige Formen des Gefühlsausdrucks erfahren und nutzen lernen

***Tafel 2.3:*** *Emotionsbezogene Lern- und Interventionsziele (Schröder, 1997)*

„Was ist Selbstregulation? Wir wissen bereits, dass die psychischen und körperlichen Prozesse schwingend in einem Regulationsgleichgewicht, das man Homöostase nennt, gehalten werden und dass bei Veränderungen der Umwelt, bei Anforderungen oder Überforderungen usw. das Regulationsgleichgewicht verändert wird. Beim Gesunden ist die Regulation so eingestellt, dass sie stets wieder in das Regulationsgleichgewicht zurückgeführt wird. Diesen Vorgang nennt man Selbstregulation. In Fällen des Eustress, in denen die Anspannung längere Zeit dauert, stellt sich noch in der kleinsten Erholungsphase die Selbstregulation, die individuelle Homöostase, wieder her. Deshalb ist es zweckmäßig, dass man im Laufe eines stress reichen Tages mehrmals kurze Entspannungspausen von 10 Minuten Dauer einlegt (Minischlaf). Wer so seine Selbstregulation nutzt, wird stets seine Gesundheit und Leistungsfähigkeit erhalten.“

***Tafel 2.4:*** *Definition Selbstregulation (Hecht & Balzer, 1996, S. 3)*

### 2.2.3 Selbstregulatorische Mechanismen von Entspannungsverfahren

Für die Funktionstüchtigkeit eines Organismus ist u. a. die Balance zwischen Anspannungs- und Entspannungsphasen wichtig. Zu lange Entspannungs- bzw. Passivitätsphasen sind für den Organismus ebenso schädigend wie Belastungen, die die Kräfte des Körpers übersteigen. Die in Kapitel 1.3 beschriebenen Beanspruchungsfolgen bergen die Gefahr, dass sich die Balance zugunsten der Aktivitätsphasen verschiebt und die, das Wohlbefinden der Kinder fördernde, Entspannung zu kurz kommt. Dadurch gibt es keinen ausreichenden Schutz des Organismus vor Überbeanspruchung. Entspannungsverfahren, wie z. B. das Autogene Training

| **1. Das vorhandene Fitnessvermögen wird genutzt** (*vgl. die Noten der BSS 1–6). Es erfolgt eine Leistungssteigerung durch Veränderung des gesamten Regulationsniveaus. Damit wird die Belastung nicht als solche wahrgenommen. Dies ist bei Menschen mit einer hohen psychophysischen Kondition der Fall. Sie haben durch Training bzw. durch eine gesunde Lebensweise oder infolge einer guten genetischen Konstitution eine gute bzw. sehr gute Selbstregulation und können entsprechend gut bis sehr gut mit Stress umgehen. |
| --- |
| **2. Die Regulation des Individuums hilft sich selbst** (*vgl. die Noten der BSS 7–10). Das Regulationssystem entwickelt Strategien, die die Beanspruchung des funktionellen Systems bei Belastung vermindern oder vermindern sollen. Das geschieht z. B. durch Mobilisierung von Energiereserven, wie dies in der akuten Stressreaktion (Eustress) geschieht. In diesen Fällen bietet die Selbstregulation einen guten Schutz gegen Überforderung und Krankheit (Trend zu kürzeren Perioden). Das wird u. a. erreicht durch Willenskraft, Ehrgeiz und Motivation. Die Selbstregulation kann damit solange aufrechterhalten werden, bis die Energiereserven aufgebraucht sind. Mit täglich einer bis drei Entspannungspausen von jeweils 10 Minuten oder mit einem 10-minütigem Minischlaf kann die Selbstregulation wieder aufgebaut werden und beugt Überbeanspruchung, Überforderung und Krankheit vor. Geschieht dies nicht, kommt es früher oder später zum partiellen oder vollständigen Ausfall der Selbstregulation (Nach ihrer Auffassung stellt diese auch als „Minischlaf“ bezeichnete Erholungsphase die effektivste Methode zur psychischen Erholung dar. Die physische Erholung findet dort jedoch nicht statt. Sie ergibt sich erst im Tiefschlaf). |
| **3. Die Selbstregulation setzt partiell oder ganz aus** (*vgl. die Noten der BSS 11–16). Das durch Anforderungen bzw. Belastungen entstandene Ungleichgewicht kann mit den eigenen Regulationsmechanismen bzw. mit eigener Kraft nicht beseitigt werden (chronischer Stress bzw. Mistress). Infolgedessen muss die Selbstregulation durch therapeutische und präventive Maßnahmen neu aufgebaut bzw. gestärkt werden. Es besteht dringende Verbesserungsnotwendigkeit im Umgang mit Stress. Je nach Lage der Dinge sollten verschiedene Entspannungstechniken angewendet werden bzw. die ganze Lebensweise überdacht und möglichst verändert werden. |

**Anmerkung:**

* In Klammern sind die mit dem *Stress-Entspannungs-Test (SET)* erreichten Bewertungs-Noten der Berliner Stressskala (BSS) bzgl. der Qualität der Regulation des psychophysischen Verhaltens beim Umgang mit dem Stressor dargestellt. Zum besseren Verständnis soll der SET im Folgenden kurz vorgestellt werden:

Im Ergebnis des SET kann das psychophysische Verhalten einer Person beim Umgang mit einem Stressor bzw. die Stressbelastbarkeit auf einer 16-stufigen Skala, der Berliner Stressskala (BSS, Hecht & Balzer, 1996) eingeschätzt werden. In der Berliner Stressskala werden drei Qualitäts-Gruppen untergliedert: Der Umgang mit dem Stressor (Stressbelastbarkeit) ist:

I. Sehr gut bis gut (BSS-Werte 1–6)

II. Mittelmäßig (BSS-Werte 7–10) Wer in diese Gruppe eingestuft wird, sollte unbedingt etwas zur Verbesserung seines Umgangs mit Stress tun. Hier besteht ein akuter Verbesserungsbedarf.

III. Unzureichend (BSS-Werte 11–16) Für Versuchspersonen dieser Gruppe besteht das dringende Erfordernis, den Umgang mit Stress zu verbessern.

***Tafel 2.5:*** *Stufen der Selbstregulation (Hecht & Balzer, 1996)*

(AT) oder Yoga bieten die Möglichkeit, das innere Milieu, dessen Gleichgewicht aufgrund der Mensch-Umwelt-Diskrepanz gestört ist, zu regulieren und damit die Homöostase aufrechtzuerhalten. Ohm (1996) ist der Auffassung, dass Entspannungsverfahren zur Bewältigung von erlebten Belastungen (Beanspruchungen) und von Schulstress beitragen können. Es werden Bewältigungs-Strategien vermittelt, die sowohl die kurzfristige Kontrolle unangenehmer Gefühle erlauben, als auch langfristig eine günstigere Anpassung an Belastungssituationen ermöglichen. Bei den verschiedenen Entspannungsmethoden unterscheidet man zwischen passiven und aktiven Verfahren (s. Tafel 2.6).

| **Einteilung der Selbstregulationsmethoden** | |
|---|---|
| **nicht bewegungsorientiert/passiv:**<br>- Autogenes Training<br>- Meditation (z. B. Kerzenmeditation)<br>- Atemübungen (Yoga-Pranayama)<br>- Fantasiereisen<br>- kogn. Intervention (z. B. Gedanken-Stopp)<br>- Minischlaf zu Entspannungsmusik | **bewegungsorientiert/aktiv:**<br>- Progressive Muskelrelaxation<br>- Körper- und Dehnübungen ohne Atemachtsamkeit<br>- Yoga (mit Atemachtsamkeit)<br>- Massagen<br>- Sinnesübungen (euthyme VT)<br>- kreatives Gestalten mit Musik (Ton, Farbe)<br>- Tanz, z. B. Biodanza |

***Tafel 2.6:*** *Einteilung der Selbstregulationsmethoden (Stück, 2007)*

# 3. Allgemeine Grundlagen zum Yoga als Wissenschaft

Yoga wird von der akademischen Psychologie und Medizin zunehmend zur Kenntnis genommen. Besonders im Erwachsenenbereich gibt es wissenschaftlich evaluierte Yogaprogramme, wobei die Wirksamkeit des Yoga in verschiedenen Bereichen, darunter auch als Methode zur Stressbewältigung bzw. zur Behandlung von Symptomen als Folge von Stress, nachgewiesen wurde. Diese werden nach einer Einführung in die Methode näher erläutert.

## 3.1. Begriffsdefinition des Yoga

Yoga gehört zum altindischen Kulturerbe. Erste bildliche Zeugnisse von Meditierenden in yogischer Sitzhaltung datieren aus der Induskultur (2500–1800 v. u. Z.). Es wird angenommen, dass in dieser Zeit sog. *Rishis* (Seher) schon Versenkungstechniken praktizierten, um das Bewusstsein zu erweitern und damit Erkenntnis zu erlangen. Aus diesen Erfahrungen heraus hat sich Yoga neben fünf weiteren indischen Weltanschauungen bzw. *Darshanas* (Mimamsa, Vedanta, Samkhya, Vaisheshika und Nyaya) im Sinne eines Selbsterfahrungssystems entwickelt. Neben den Versenkungstechniken zur Erweiterung des Bewusstseins und der philosophischen Betrachtung der Welt wurde auch die Art der Lebensführung einbezogen. Das Yoga-Wissen wurde zunächst von Lehrer zu Schüler mündlich überliefert, bevor es später niedergeschrieben wurde. Als schriftliche Quellen des Yoga gelten die *Upanishaden* (ca. 500 v. u. Z.), die *Bhavagad Gita* (ca. 400 v. u. Z.) und die *Yoga-Sutren von Patanjali* (ca. 200 v. u. Z.).

Yoga als Begriff wurde in den *Upanishaden*, d. h. den philosophischen Kommentaren zu den Veden („Hymnen vom Wissen"; das älteste überlieferte Schriftdokument Indiens), wörtlich übersetzt als „*Anjochen*" des Bewusstseins bzw. der Gedanken oder als Zügelung der Sinne definiert und interpretiert. Unsere Gedanken als Bestandteil des Bewusstseins wurden dabei mit „wilden Ochsen" verglichen, die mit verschiedenen, in den Upanishaden beschriebenen Techniken „angejocht", d. h. zur Ruhe gebracht werden können. Ein Ziel ist es dabei, die Unwissenheit (*Avidya*) zu überwinden und das Wesen des Daseins zu begreifen.

Die *Bhavagad Gita* belegt und erläutert im Rahmen eines philosophisch-ethischen Lehrgedichts die breite Durchdringung aller Lebenssphären mit verschiedenen

Yogarichtungen (*Raja-Yoga, Jnana-Yoga, Karma-Yoga, Bhakti-Yoga*). Diese Yogarichtungen unterscheiden sich in der spezifischen Technik der auszuführenden Übungen, im Herangehen an das Problem der geistigen und körperlichen Selbstschulung bzw. im Gegenstand der Konzentration (s. Tafel 3.1).

- Raja-Yoga ist der königliche Yoga, in den andere Richtungen einfließen. Ziel ist die Meisterung des Geistes.
- Jnana-Yoga ist der Yoga der Erkenntnis. Durch Meditation und Kontemplation wird der Frage nachgegangen: „Wer bin ich?".
- Karma-Yoga ist der Yoga des täglichen bewussten Handelns und selbstlosen Tätigseins.
- Bhakti-Yoga stellt den Yoga der Hingabe bzw. Demut gegenüber einem anbetungswürdigen Objektes dar und wird oft in religiösem Zusammenhang gesehen.

***Tafel 3.1:*** *Überblick zu den verschiedenen Yogarichtungen*

Die erste große systematische Zusammenfassung des existierenden Yogawissens in Schriftform erfolgte ca. 200 v. u. Z. durch die *Yoga-Sutren* von Patanjali. Die Yoga-Sutren enthalten in vier Kapiteln mit 196 kurzen Merksprüchen das wichtigste Wissen über Yoga, unabhängig von der Religion des Übenden. Sie haben somit eine atheistische Ausrichtung. In den *Yoga-Sutren* sind u. a. wichtige Hinweise zur Lebensweise, zur Übungspraxis und zur Funktionsweise des Denkens in Verbindung mit der Atmung und dem Körper enthalten.

Patanjali (zit. nach Bäumler, 1985, S. 21) definiert Yoga im Yoga-Sutra I/2 als:

*„yogas citta vrtti nirodhah[2]".*

Übersetzt werden kann es als das Verlangsamen (*Nirodhah*) der wählenden Bewegung des Denkens (*citta-vrtti*) oder als das „zur-Ruhe-bringen" der geistig-seelischen Bewegungen bzw. Gedanken. Das Ziel stellt dabei die Kontrolle und Beherrschung der geistig-psychischen Fähigkeiten dar. Es wird deutlich, dass es im Yoga um bestimmte Erfahrungen der konzentrativen Versenkung mit unterschiedlichen Ausprägungsgraden geht. Für das Erreichen dieser Versenkungszustände gibt es im klassischen Yoga (*Raja-Yoga; achtgliedriger Yoga*) einen Übungsweg, der aus acht miteinander verflochtenen Gliedern (Astangas) besteht.

2 Zitate von Patanjali werden in dieser Arbeit in Sanskrit dargestellt, danach ins Deutsche übersetzt und interpretiert.

## 3.2 Wissenschaftlich fundierte Definition des Kinderyoga

An der Universität Leipzig wurde eine Arbeitsgruppe gegründet (Marcus Stück, Kati Rillich, Melanie Matangi Eichberger), die zum ersten Mal eine Yoga-Definition für Kinder erarbeitete (siehe Kasten).

> Der Kinderyoga ist eine Vorbereitung für den achtgliedrigen Übungsweg des klassischen Yogas nach Patanjali. Der Übungsweg für Kinder beinhaltet v.a. die Stufen 1-6 und wird in einer besonderen Übungsmethodik vermittelt. Das Unterscheidende zum Erwachsenen-Yoga besteht in der spielerischen, kreativen Umsetzung. Das klassische Ziel besteht nach wie vor „yogas citta vrtti nirodhah“, also dem Verlangsamen (nirodhah) der wählenden Bewegungen bzw. Gedanken. Ausgewählte Elemente die yogaunspezifisch sind sollten ausschließlich zum Ziel haben, Kinder für die Ausführung des klassischen Yogaweges zu motivieren, welcher das Ziel des Yogas bleibt (Stück, Rillich, Eichberger, 2011).

## 3.3 Glieder des klassischen Yoga

Der achtgliedrige, klassische Übungsweg des Yoga wurde von Patanjali (zit. nach Bäumler, 1985) in den Yoga-Sutren systematisch zusammengefasst und beschrieben. Patanjali hat zum ersten Mal auf nicht-religiöse und aus heutiger Sicht wissenschaftliche Weise das bis zu diesem Zeitpunkt (200 v. u. Z.) angesammelte Wissen bzw. die Erfahrungen zum Yoga schriftlich niedergelegt. Die acht Glieder sind als ein zusammenhängendes System von Übungs- und Verhaltensregeln aufzufassen, um seelisch-geistige Bewegungen zur Ruhe zu bringen und konzentrative Versenkungszustände zu erreichen. Die Glieder bilden dabei keine Übungshierarchie, die nacheinander abgearbeitet werden soll, sondern sie stellen ein geschlossenes System von gleichzeitig aufeinander bezogenen und sich ergänzenden Elementen dar. Die Glieder des klassischen Yoga sind in der Tafel 3.2 erläutert:

Die Glieder 6–8 (Dharana, Dhyana, Samadhi) existieren nicht unabhängig voneinander und der Übergang zwischen ihnen verläuft fließend. Gemäß dem Yoga-Sutra III/4 werden sie auch unter dem Sammelbegriff *Samyama* zusammengefasst.
Als Yogalehrer kann man den Schüler nur bis Dharana (Konzentration) aktiv führen und damit die Voraussetzungen für das Erreichen von Dhyana und Samadhi (7. und 8. Glied) schaffen. Das Erleben dieser beiden Glieder kann nicht aktiv herbeigeführt werden, sondern geschieht passiv.

**1. Glied – Yama**
(Verhaltensempfehlungen gegenüber anderen; Yoga sutra II/30):
Beinhaltet fünf allgemeingültige Verhaltensempfehlungen (*Yamas*), die die Beziehung zu anderen fördern und unterstützen sollen: *Ahimsa*: Gewaltlosigkeit in Worten und Taten, *Satya*: Wahrhaftigkeit, *Asteya*: Nicht-Stehlen, *Bramacharya*: Mäßigung und Beherrschen der Triebe, Bedürfnisse im Sinne einer vernünftigen Selbstdisziplin, *Aparigraha*: Sich unabhängig machen von materiellen Besitzgütern, sie jederzeit loslassen können, dennoch für das, was einen umgibt, Verantwortung übernehmen.

**2. Glied – Niyama**
(Verhaltensempfehlungen gegenüber sich selbst; Yoga-Sutra II/32):
Bezieht sich auf fünf Verhaltensgewohnheiten (*Niyamas*) sich selbst gegenüber. Sauca: Sauberkeit des Körpers und der Umgebung, gesunde Ernährung, *Samtosa*: Zufriedenheit durch positive, konstruktive Gedanken (Forderung: „Ersetze jeden negativen Gedanken durch einen positiven", Vermeidung von Ärger, Gier, Bosheit und Neid; Zufriedenheit durch innere Freude und Unabhängigkeit von materiellen Dingen), Tapas: Ausbildung von Geduld, Ausdauer und Willenskraft, *Svadhyaya*: Studium der Schriften und Überprüfung ihrer Wahrheit durch Selbststudium, sich beobachten und kennenlernen, *Ishwara Pranidhana*: Liebe, Hingabe, Überwindung der Ich-Bezogenheit und Streben nach Wahrheit.

**3. Glied – Asana** (Körperhaltungen; Yoga-Sutra II/46):
Dieses Glied behandelt die Körperhaltungen (Asana) des Yoga, die nach Patanjali „fest und bequem sein sollen" (*Yoga-Sutra II/46*). Der Begriff Asana leitet sich aus der Sanskrit-Wurzel „as" ab, was „sitzen" heißt. Sinn bzw. Hauptziel der Asana ist die Erreichung der Harmonisierung von Körper und Geist und die Vorbereitung auf die weiteren Glieder, besonders der Meditation.

**4. Glied – Pranayama** (Atemstudium; Yoga-Sutra II/49 bis II/53):
- Das *Yoga-Sutra II/49* definiert Pranayama als *„tasmin sati svasa-prasvasayor gati-vicchedah pranayamah*". Wörtlich übersetzt heißt es „Ausdehnung, Verlängerung des Prana". Mit Prana ist im traditionellen Sinne eine Lebensenergie gemeint, die mit der Atmung aufgenommen und reguliert wird. Vielfach wird dieses Glied auch als Stufe der *Atemregulierung* bezeichnet.
- Im Yoga-Sutra *II/50* wird beschrieben, wie die Atemregulierung ablaufen sollte. Sie soll gleichmäßig (durch Zählen) erfolgen und besteht aus den Vorgängen des Ausatmens, Einatmens und Anhaltens (Kumbhakha). Weiter wird betont, dass die Atemregulierung lang und subtil ist und dass Ort, Dauer und Zählung der Atmung dabei beobachtet werden. Typische Pranayama sind Ujjayi, Nadi Shodhana, Bhastrika, Kapalabhati.
- Im Yoga-Sutra II/53 wird schließlich das Ziel der Atemregulierung durch Patanjali erläutert. Durch die Atemregulierung entsteht die Fähigkeit zur Konzentration des Denkens (*„dharanasu ca yogyata manasah*") und es wird auf die Glieder 5 und 6, nämlich auf die Meditation vorbereitet. - Das Üben der Asana bereitet die Atemregulierung vor.
- Ebert (1986) definiert die Pranayama-Stufe als die Beherrschung der Bewegung des Aus- und Einatmens.

**5. Glied – Pratyahara** (Zurückziehen der Sinne; Yoga-Sutra II/54 und II/55):
Hier geht es um das Zurückziehen der Sinne von äußeren Objekten, da das Denken sich nur so beruhigen kann. Daraus erwächst die höchste Beherrschung der Sinnesorgane. Die psychologisch exakte Übersetzung heißt: „Nicht-Verbinden der Sinnesorgane mit den Objekten ihres Bereiches" (Ebert, 1986).

| |
|---|
| **6. Glied – Dharana** (Konzentration; Yoga-Sutra III/1):<br>Aktive und bewusste (willentliche) Hinlenkung der Aufmerksamkeit auf ein Objekt, einen Gegenstand oder die Tätigkeit, wobei das Denken völlig „unbewegt" bleibt. D. h. es erfolgt die bewusst gesteuerte Konzentration bzw. Fokussierung und das Gerichtethalten des Denkens auf einen bestimmten Punkt. |
| **7. Glied – Dhyana** (Meditation; Yoga-Sutra III/2):<br>Die Aufmerksamkeit fließt ohne aktives Zutun bzw. Aufwand zum Objekt. Dies geschieht passiv. *Dhyana* heißt genau übersetzt: „Nachsinnen", „Vorstellen", „Betrachten" und wird meistens als *Meditation* übersetzt. |
| **8. Glied – Samadhi** (Höchstes Bewusstsein; Yoga-Sutra III/3):<br>Verschmelzung des Meditierenden mit dem Objekt. Die normalerweise empfundene Subjekt-Objekt-Dualität wird aufgehoben. In der Literatur wird betont, dass es schwer ist, dieses Glied zu beschreiben, da es eine sehr individuelle, selten erlebte Erfahrungsstufe darstellt. Die richtige Übersetzung von *Samadhi* ist umstritten, und es lassen sich unterschiedliche Wortmarken dafür finden. |

***Tafel 3.2:*** *Glieder des klassischen Yoga (Patanjali, zit. nach Bäumler, 1985)*

## 3.4 Hatha-Yoga

Als eine Einstiegsmöglichkeit in den klassischen Yoga wurde im 11. und 12. Jahrhundert der Hatha-Yoga entwickelt. Als Begründer des Hatha-Yoga werden Goraksanath und Matsyendranath angegeben. Heute verfügbare traditionelle Hatha-Yoga-Schriften sind die *Hathayogapradipika*, die *Shivasamhita* und die *Gherandasamhita*, die im 11. bis 17. Jh. entstanden. Sie können als ergänzende Spezialschriften zu den Asana- bzw. Pranayama-Gliedern des klassischen Yoga verstanden werden. Der Begriff *Hatha* meint die Vereinigung der Polaritäten *„Ha"* (Sonne) und *„Tha"* (Mond) und kann interpretiert werden als das Herstellen der Harmonie von Körper und Geist. Diese Harmonie stellt bereits nach traditioneller Auffassung in den Hatha-Yoga-Texten die Voraussetzung für gesundes Leben dar. Dadurch werde der Mensch unempfindlicher gegen Störungen, die zu Unwohlsein und Krankheit führen. Pasek und Romanowski (1971, zit. nach Ebert, 1986, S. 132) führen diese Wirkung auf den durch Hatha-Yoga erreichten Homöostasezustand zurück, *„... der gewährleistet, dass alle das physiologische Gleichgewicht sichernden Mechanismen fehlerlos funktionieren"*. Die Einheit von Körper und Psyche wird im Hatha-Yoga vor allem durch die Glieder drei (Asana) und vier (Pranayama) des *achtgliedrigen Yoga* erreicht.

Hatha-Yoga, insbesondere die Hathayogapradipika, eignet sich besonders gut als Grundlage von Yogaübungen für Kinder und Jugendliche. Dabei erfolgt die Umsetzung der Hathayogapradipika durch die verschiedenen Ashrams und Schulen unterschiedlich: z.B. schlug Shivananda 5 Säulen des Hatha-Yoga vor (Asana, Pranayama, Ernährung, Positives Denken, Meditation), die im Kapitel 4 als Grundlage von Yogaprogrammen mit Kindern diskutiert werden sollen.

Im westlichen Kulturkreis ist der Hatha-Yoga oft als Methode zur Körperertüchtigung ausschließlich auf das Durchführen der Asana als Gymnastikübung reduziert worden. Zahlreiche Fitness- und Schlankheitsprogramme mit Yogaübungen zeugen von dieser Entwicklung. Die Bedeutung der Asana geht jedoch über den bloßen Aspekt des Körpertrainings hinaus, wie das nächste Kapitel zeigt.

## 3.5 Wissenschaft und Hatha-Yoga im Erwachsenenbereich

In Indien und in den USA ist Yoga als angewandte Wissenschaft schon seit vielen Jahren Thema universaler Forschungsbemühungen. In beiden Ländern ist seit dem Anfang der siebziger Jahre neben dem anfänglich vorherrschenden Interesse an Darstellungen, Unterrichtshandreichungen, Texteditionen und historisch-theoretischen Studien intensiver die Anstrengung getreten, die dem Yoga zugeschriebenen Wirkungen durch empirische Untersuchungen zu .
Arpita (1983) nimmt eine Zusammenfassung der Ergebnisse aus 29 empirischen Arbeiten vor, wobei er die Befunde zwei Bereichen zuordnet:

1. 16 Studien wiesen anhand physiologischer Indikatoren die Wirksamkeit von Hatha-Yoga zur Entwicklung der physischen Leistungsfähigkeit und dem Wohlbefinden nach.
2. In 15 Untersuchungen wurden Verminderungen der allgemeinen Ängstlichkeit, die Entwicklung eines positiven Selbstkonzepts, eine verbesserte Selbstaktualisierung sowie eine Reduktion von innerer Spannung und
3. emotionaler Instabilität festgestellt.

Tabelle 3.1 beinhaltet die zusammenfassende Darstellung der Forschungsergebnisse aus den 29 empirischen Arbeiten (Stück, 1998).

Folgende Faktoren, die diese Verbesserungen bedingen und die Effektivität der Übungen wesentlich beeinflussen, wurden aus allen o. g. Studien von Arpita herausgearbeitet:
- bewusstes Beobachten der Nasen-Zwerchfell-Atmung (Atem fließen lassen) während der Übungen,
- größtmögliche Entspannung in jeder Asana,
- Ruhe und Stabilität in den Asana und
- bewusste, konzentrierte Ausführung der Asana (Konzentration auf jeden im Moment ablaufenden Prozess, „sich nicht ablenken lassen“).

Die empirischen Untersuchungen aus den Vereinigten Staaten und Indien haben die gesundheitsförderlichen – vor allem präventiven – Wirkungen einer regelmäßigen Yogapraxis nachgewiesen (vgl. Ebert, 1986; Fuchs, 1990; Schell, 1995;

| Kategorie | Komponenten |
|---|---|
| Psychisch | Ängstlichkeit (↓), Depression (↓), Neurotizismus (↓), Fähigkeit zur Konfliktlösung (↑), Konzentration (↑), Offenheit für neue Erfahrungen (↑), Defensivität, Schuldgefühle (↓), innere Spannung und Instabilität (↓), Feindseligkeit (↓), Gefühl der Unterlegenheit (↓), Selbstkritik (↓), Selbstkonzept (↑), Bestimmtheit und emotionale Stabilität (↑), Einstellung zum Körper (↑), Zwischenmenschliche Beziehung (↑), Selbstachtung (↑), Moral (↑), Selbstaktualisierung (↑), Merkfähigkeit (↑), geistige Erschöpfbarkeit (↓), Intelligenz-Quotient (↑) |
| Verhalten | nervöses Verhalten (↓), gesundheitliche Beschwerden (↓), psychische Beschwerden (↓) |
| Physisch (senso-motorisch, motorisch) | Handruhe (↑), Bereitschaft, auf Stressoren zu reagieren, Stressempfindlichkeit (↓), Flexibilität des Bewegungsapparates (↑), Entspannung (↑), Aktivitäten im EMG (↓), Muskeltonus (↓), Fitness (↑) |
| Physiologisch (vegetativ) | - EEG-Alpha-Wellen (↑), Sympathico-Tonus (↓)<br>- Atmungseffizienz und -fähigkeit: O2-Verbrauch (↓), Atmungsrate (↓), Lungenkapazität (↑), Atem-Anhaltezeit (↑), Atmungsvolumen (↑), Ausatem-Länge (↑)<br>- Kardio-vaskuläre Effizienz und kardio-vaskuläre Kompetenz: Systolischer und diastolischer Blutdruck (↓), Puls (↓), peripherer Blutstrom (↑) |

**Anmerkung:** Diese Tabelle wurde vom Autor aus dem Englischen übersetzt.

***Tabelle 3.1:*** *Die Auswirkungen von Hatha-Yoga, Zusammenfassung von Forschungsergebnissen aus 29 empirischen Arbeiten (Arpita, 1983)*

Engel, 1997, 1999). Psychologische Studien (vgl. vor allem Ebert, 1986; Schell, 1995) und Erfahrungsberichte belegen (Fuchs, 1990) weiterhin die Verbesserung der Fähigkeit zur Entspannung und zur Aufmerksamkeit durch gezielte Entspannungs- und Konzentrationsübungen und durch Bewegungen, Haltungen und Atemübungen aus dem Yoga.

Neben den o. g. Forschungsbefunden existieren weitere Untersuchungen, die die therapeutische Funktion des Yoga betonen. Decker, Williams & Hall (1982) führten ein Entspannungstraining zur Stressbewältigung, das u. a. Yoga- und Atemübungen sowie kognitiv-verhaltenstherapeutische Strategien beinhaltete, durch und fanden in der Versuchsgruppe (n = 16) im Vergleich zur KG, eine Verringerung von stressbezogenen Symptomen von der Post 1- zur Post 2-Messung, d. h. nach sechs Monaten. Udupa (1973) stellte nach sechs Monaten des Yogapraktizierens eine Zunahme der Merkfähigkeit- und Leistungsfähigkeitquotienten fest. Der Neurotizismusindex nahm ebenfalls signifikant ab, und psychische sowie physische Beschwerden verminderten sich. Einen Überblick über Wirkungen des Hatha-Yoga gibt Ebert (1986):

| **Wirkungen:** | |
|---|---|
| **Herz-Kreislaufsystem** | - Verminderung von Bluthochdruck<br>- Senkung des Cholesterinspiegels<br>- Senkung des Puls |
| **Atmungsorgane** | - Verbesserung der Befindlichkeit bei Asthmakranken<br>- Zunahme des Atemvolumens<br>- Zunahme der Ausatemlänge<br>- Zunahme der Atemanhaltezeit<br>- Abnahme von Erkältungskrankheiten |
| **Bewegungs- und Stützapparat** | - Erhöhung der allgemeinen Beweglichkeit<br>- Abnahme des Muskeltonus<br>- Erhöhung der allgemeinen Fitness |
| **Innere Organe** | - positive Wirkung auf Stoffwechsel und Verdauungsorgane<br>- verbesserte Arbeit des Immunsystems<br>- verbesserte Durchblutung<br>- Abnahme von Magen-Darmbeschwerden |
| **Nervensystem/ Psyche** | - Entspannung bei Belastungen und Stress<br>- Abnahme von Schlafstörungen<br>- bessere Durchblutung von Gehirn und ZNS<br>- Zunahme der Konzentrationsfähigkeit und des Gedächtnisses<br>- Zunahme des Selbstvertrauens und Abnahme von Angst<br>- Verbesserung der Befindlichkeit bei Migräne |

***Tabelle 3.2:*** *Hauptwirkungen von Hatha-Yoga (Asanas/Pranayama) (Ebert, 1986)*

Es lässt sich anhand der Befunde zu den langfristigen Entspannungswirkungen zweifelsfrei nachweisen, dass sich die Auffassung, wonach Yoga als Entspannungsmethode nutzbar ist, als richtig erwiesen hat. Dass Yoga neben der Entspannungswirkung mehr zu leisten vermag, machen die Untersuchungen deutlich.

## 3.6 Grundlagen der Asana – Zusammenhang von Körper und Psyche beim Üben der Asana

Auf der Asana-Stufe wird davon ausgegangen, dass körperliche Spannungszustände und psychische Verfassung einander widerspiegeln. Die psychogene Überlagerung des Muskeltonus bei Zuständen von Angst, Stress und Unruhe kann durch das An- und Entspannen in den Asana, ähnlich der PMR (Progressive Muskelrelaxation), gelöst werden. Dadurch kommt es auch zur psychischen Entspannung. Vertiefende Aspekte zur Beziehung zwischen körperlicher Haltung und psychischer Verfassung bzw. Muskelverspannung und Lösungsmöglichkeiten durch Asana sind in Tafel 3.3 dargestellt.

- Die muskulären Spannungen infolge von Stress manifestieren sich nach Auffassung von Echlin (persönl. Mitteilung, 11/96) besonders im großen und kleinen Brustmuskel und in der Trapezmuskulatur und können mit entsprechender Dehn- und Entspannungsarbeit (durch Asana) in diesem Bereich gelöst werden. Für diese von Yogalehrern immer wieder geäußerten Beobachtungen gibt es keine wissenschaftlichen Befunde, d. h. der Zusammenhang zwischen erhöhtem Muskeltonus in der Brustmuskulatur und Stress ist zwar beobachtet, jedoch nicht nachgewiesen worden. Diesen Nachweis zu führen, ist methodisch schwer umsetzbar. Es wird betont, dass Stresszustände eine diffuse Tonuserhöhung der Muskulatur nach sich ziehen.
- Als Beispiel für den Zusammenhang zwischen körperlicher Haltung und psychischer Verfassung führen Unger und Hofmann (1984) einen gekrümmten Rücken oder hoch- bzw. zusammengezogene Schultern an. Dies kann ein entsprechender Körperausdruck für langandauernde Belastungen, für Stress bzw. Bedrohungen sein. Eine intensive Arbeit an der Lockerung bzw. Weitung des Schulter- bzw. Brustbereichs (u. a. durch Kobra/Bhujangasana, Fisch/Matsyasana) und eine Aufrichtung der Wirbelsäule durch Asana löst auch psychologische Veränderungen im Sinne der emotionalen Spannungslösung und der inneren Aufrichtung aus.

***Tafel 3.3:*** *Aspekte der Beziehung zwischen körperlicher Haltung, psychischer Verfassung und Asana*

**Klassifikation der Asana**

Hinsichtlich einer Klassifikation der existierenden Asana erweist sich je nach der Ausrichtung des Rumpfes im Raum sowie der Dynamik bzw. Statik der Ausführung die Unterscheidung von acht Asana-Gruppen als sinnvoll (s. Tafel 3.4).

1. Entspannungshaltungen im Liegen
2. Sitzhaltungen
3. Umkehrhaltungen
4. Rumpfdrehungen
5. Rumpfbeugen nach vorn
6. Rumpfbeugen nach hinten
7. Balanceübungen
8. Dynamische Bewegungsabläufe (abgeschlossene Bewegungszyklen)

**Anmerkung:** Die achte Asana-Gruppe wurde vom Autor hinzugefügt.

***Tafel 3.4:*** *Die acht Asana-Gruppen (Ebert, 1986)*

Die praktizierten Asana lassen sich als Varianten dieser Grundtypen einordnen.

# 4. Wissenschaftliche Grundlagen des Yoga mit Kindern und Jugendlichen

## 4.1 Kritische Analyse der Entspannungsmöglichkeiten für Kinder

Für Kinder wurden Studien vor allem zum AT (Autogenes Training) durchgeführt, obwohl die Anzahl bei weitem nicht so groß ist wie bei den Erwachsenen.
Eine Möglichkeit besteht darin, in den Schulen Entspannungskurse zur Belastungsbewältigung anzubieten. Wie sich gezeigt hat, stehen die meisten Schüler diesen Angeboten aufgeschlossen gegenüber, da sie merken, wie sie davon profitieren. Es muss jedoch kritisch angemerkt werden, dass die herkömmlichen Methoden (AT, PMR, kombinierte Entspannungsverfahren mit Imagination) für Kursangebote in der Schule wenig geeignet sind. Dem alterstypischen Bewegungsbedürfnis der Kinder und ihrer spielerischen Veranlagung wird mit diesen eher passiven, abstrakten und wenig handlungsbezogenen Entspannungsverfahren zu wenig Beachtung geschenkt. Nach der ersten Begeisterung kommt bei Kindern Langeweile auf, die dann meist in Frustration über das „Rumliegen" umschlägt. Yoga erscheint in diesem Zusammenhang als eine geeignetere Methode, da sie den kindlichen Ansprüchen gerecht wird.

Yoga ist eine effektive Regulationsmethode für Kinder, die insbesondere zur Bewältigung von Beanspruchungen und Stresszuständen und auch zur präventiven Vermeidung von Stress einsetzbar ist. Yoga weist spezielle didaktisch-methodische Merkmale auf, für die Kinder besonders offen sind:

- Attraktivität (interessante Methode aus dem östlichen Kulturkreis),
- anschaulicher, phantasievoller und erlebnisorientierter Charakter der Körper- und Atemübungen des Yoga (es macht einfach Spaß zu üben),
- Handlungsbezogenheit (Yoga kommt dem Bewegungsbedürfnis der Kinder entgegen),
- leichte Anwendbarkeit der Körper- und Atemübungen des Yoga im Alltag (kann überall geübt werden).

Der Großteil der Forschungsarbeit zum Yoga wurde jedoch im Erwachsenenbereich geleistet, während immer noch wenige Untersuchungen über die Auswirkungen von Yoga- und Entspannungstechniken auf Kinder und Jugendliche zu verzeichnen sind.

Ausgehend von den o. g. kritischen Reflexionen über existierende Entspannungsmethoden und angesichts der nachgewiesenen Wirkungen des Yoga im Erwachsenenbereich soll im Folgenden dargestellt werden, wie Yoga für den Einsatz bei Kindern adaptiert werden kann und auf wissenschaftliche Untersuchungen zum Thema Kinderyoga eingegangen werden.

## 4.2 Methodische Besonderheiten beim Yoga mit Kindern

Die Arbeitsweise mit Kindern im Yoga unterscheidet sich von der im Erwachsenen-Yoga vor allem in der Art und Weise der Vermittlung des Yoga, aber auch darin, was geübt wird. Während im Erwachsenenbereich eher statisch geübt werden kann und die Prozesse für den Yogalehrer kontrollierbarer sind, bevorzugen Kinder eine mehr erlebnisorientierte, abwechslungsreiche und dynamische Stundengestaltung und fordern diese vom Yogalehrer ein.

### *4.2.1 Allgemeine Übungsmethodische Hinweise*

Nachfolgend sollen einige allgemeine übungsmethodische Hinweise gegeben werden, die sich hauptsächlich auf Erfahrungsberichte von Yogalehrern, die mit Kindern arbeiten, stützen (s. Tafel 4.1). Sie sollen als Anhaltspunkt und Anregung für diejenigen dienen, die Yoga mit Kindern durchführen wollen.

| |
|---|
| **1. Eigenen Stil finden/Authentizität des Yogalehrers**: Jeder, der Kindern Yoga vermittelt, sollte seinen eigenen Stil in der Umsetzung der Yogainhalte finden. |
| **2. Bei Desinteresse, Kinder nicht zum Üben zwingen**: Freiwilligkeit der Teilnahme der Kinder ist wichtig für die Übungsmotivation und die Erreichung der Interventionsziele. |
| **3. Yoga-Üben ohne Erfolgsdruck**: Interventionsziele sollten zwar angestrebt, aber nicht erzwungen werden, Lockerheit beim Yogalehrer. |
| **4. Begeistern können**: Kinder wollen begeistert sein, auch von Entspannung und von Yoga. Über diese Fähigkeit sollte der Yogalehrer verfügen. |
| **5. Ausgewogenheit zwischen statischen Asana, dynamischen Bewegungsabläufen und „Nachspüren“**: Neben der Vermittlung von statischen Asana, eignen sich in der Arbeit mit Kindern vor allem dynamische Bewegungsabläufe (Yoga-Reihen), die in Kopplung mit dem Atem ausgeführt werden. Die Kinder üben konzentrierter und bleiben länger dabei. Nach den Übungen sind kurze Pausen zum Nachspüren und Entspannen wichtig (wenn Unruhe beim Nachspüren zwischen den Asana, dann Atemzüge zählen lassen). |
| **6. Frustrationstoleranz**: Die innere Einstellung des Kursleiters ist wichtig, Störenfrieden gegenüber Geduld haben. Während Erwachsene sich auch bei einer langweiligen Stunde ruhig verhalten, spürt man das Feedback der Kinder sofort. |

| |
|---|
| **7. Genaue Beobachtung der Kinder, Empathie und flexible Anpassung an veränderte Situationen**: Situationsbezogene Reaktionsfähigkeit und Spontanität des Yogalehrers, Einfühlungsvermögen/Empathie. |
| **8. Spaß, Freude, Phantasie anregen, aber trotzdem ernsthaft üben**: Auf kindgerechte, abwechslungsreiche Gestaltung der Yogastunde achten. Trotzdem ist eine gewisse Ernsthaftigkeit beim Yoga-Üben, aber auch der Entspannungs- und Meditationsübungen angebracht. Für den Altersbereich von 12 bis 13 Jahren eignen sich weniger die spielerischen Umsetzungsversuche der Asana, die in einigen Yogabüchern für Kinder empfohlen werden (u. a. Rieth, 1994). Am Ende der Übungsstunde sind Bewegungsspiele und das harmonische Ausklingen der Stunde wichtig. |
| **9. Kinder in die Gestaltung einbinden (Verantwortung übernehmen)**: Asana von den Kindern vormachen, ansagen lassen. Kinder sollen eigene Yoga-Reihen gestalten und diese den anderen vermitteln. |
| **10. Erfolgserlebnisse vermitteln**: z. B. durch Gleichgewichtshaltungen, positive Verstärkung durch den Kursleiter (Lob, Klatschen – auch durch die anderen Kinder der Gruppe). |
| **11. Übungsstunde nicht zu lang ausdehnen**: Nicht länger als eine Stunde üben (Gefahr des Nachlassens der Konzentration und der Übungsfreude). |
| **12. Entspannung zu Beginn der Übungsstunde**: Durch Entspannungsübungen (z. B. konzentrative Entspannung, Imagination) am Anfang der Stunde kann eine Innenorientierung und Konzentration erreicht werden, die zum Yoga-Üben erforderlich ist. |
| **13. Zuwendung**: Kinder brauchen die Zuwendung, das Verständnis, die Wärme des Kursleiters. Dabei spielen u. a. Berührungen (z. B. Hand auf Lendenwirbelsäule legen im „Blatt“) eine große Rolle und werden von den Kindern erfahrungsgemäß sehr gut angenommen. |

***Tafel 4.1:*** *Übungshinweise für Yogalehrer, die mit Kindern arbeiten*

### *4.2.2 Zusammenstellung der Gruppe*

Dies ist eine der wichtigsten Voraussetzungen für den Erfolg des Yogaübens. Da es sich bei den Asana um Übungen der Ruhe und Konzentration handelt, muss auch die Gruppe der Übenden „zusammenpassen“. So sollten Kinder, bei denen es schon von Anbeginn zu Streit kommt und die sich nicht vertragen, nicht zu einer Gruppe zusammengefasst werden. Es erweist sich deshalb als sinnvoll, eine weitere Gruppe zu bilden und so die Kinder nach o. g. Harmonie-Aspekt zu verteilen. Hierfür benötigt der Kursleiter sehr viel Fingerspitzengefühl und Beobachtungsgabe. Stellen sich im Verlauf des Kurses Disziplinprobleme ein, kann zwischen den Gruppen gewechselt werden.

- Um die Interventionsziele des Yoga erreichen zu können bzw. ein individuelles, konzentriertes Arbeiten abzusichern, sollten nicht mehr als sechs Kinder in einer Gruppe üben. Bei größeren Gruppen besteht die Gefahr der Überlastung des Kursleiters.
- Die Asana eines Yogaprogramms mit Kindern sollten nicht zu leicht, aber auch nicht zu schwer sein, um die Übungsmotivation nicht zu gefährden.

### *4.2.3 Klassische Yogastufen im Kinderyoga*

Wie bereits unter Kapitel 3.2 beschrieben setzt sich das Klassische Yoga aus 8 Stufen zusammen (siehe Abbildung 3.2). Diese lassen sich im Yoga mit Kindern und Jugendlichen jedoch nicht alle umsetzen. Für die Arbeit mit Kindern eignen sich vor allem die ersten 3 Glieder, Yama, Niyama und Asana, bei Schulkindern auch die vierte Stufe Pranayama und beginnende Meditation (siehe Kinderyoga-Definition Kapitel 3.2).

Hatha-Yoga als Einstiegsmöglichkeit in den klassischen Yoga stellt auch eine geeignete Grundlage für Yoga mit Kindern und Jugendlichen dar. Dabei ist insbesondere die Umsetzung der *Hathayogapradipika*, die durch Shivananda vorgeschlagen wird, interessant (siehe auch Kapitel 3).
Shivananda definiert fünf Säulen des Hatha-Yoga:

- Asana
- Pranayama
- Ernährung
- Positives Denken und
- Meditation

Die fünf Stufen lassen sich auch im Kinderyoga umsetzen und sollen im Folgenden dahingehend diskutiert werden.

1) *Yamas und Niyamas im Kinderyoga*
   **Yama (Verhaltensempfehlungen gegenüber anderen; Yoga sutra II/30):**
   Beinhaltet fünf allgemeingültige Verhaltensempfehlungen (Yamas), die die Beziehung zu anderen fördern und unterstützen sollen:
   - Ahimsa: Gewaltlosigkeit in Worten und Taten
   - Satya: Wahrhaftigkeit, „Und stehe ich ganz allein da, Wahrheit bleibt Wahrheit.“ (M. Gandhi)
   - Asteya: Nicht-Stehlen
   - Bramacharya: Selbstdisziplin
   - Aparigraha: Für das, was einen umgibt, Verantwortung übernehmen

   **Niyama (Verhaltensempfehlungen gegenüber sich selbst; Yoga-Sutra II/32):**
   Bezieht sich auf fünf Verhaltensgewohnheiten (Niyamas) sich selbst gegenüber.
   - **Sauca**: Sauberkeit des Körpers und der Umgebung, gesunde Ernährung
   - **Samtosa**: Zufriedenheit durch positive, konstruktive Gedanken (Forderung: „Ersetze jeden negativen Gedanken durch einen positiven“, Vermeidung von Ärger, Gier, Bosheit und Neid; Zufriedenheit entwickeln durch innere Freude und Unabhängigkeit von materiellen Dingen)
   - **Tapas**: Ausbildung von Geduld, Ausdauer und Willenskraft

- **Svadhyaya**: sich beobachten und kennenlernen
- **Ishwara Pranidhana**: Liebe, Hingabe, Überwindung der Ich-Bezogenheit und Streben nach Wahrheit

2) ***Asanas im Kinderyoga***

Für die Ausführung der Asanas geben die Yoga-Sutras II/46 und II/47 von Patanjali (zit. nach Bäumler, 1985) grundlegende Übungshinweise, die auch beim Yoga mit Kindern zu beachten sind:

- **Yoga-Sutra II/46**: *Sthira Sukham Asanam* (Stabilität, Aufmerksamkeit, Glück, Haltung)
  Dieses Yoga-Sutra besagt, dass eine Asana „fest und angenehm" sein sollte. Wenn man sich in eine Asana begibt, dann soll man sich darin wohlfühlen und trotzdem fest und konzentriert in der Haltung sein. Bäumler (1983, S. 129) kommentiert diesen Zustand wie folgt: *„In dieser yogischen Haltung (Asana) befindet man sich in einem Geisteszustand, der in Harmonie mit dem unendlichen Ruhezustand ist."*.
- **Yoga-Sutra II/47**: *Prayatna Saithilya Anantya Samapattibhyam* (Bemühung, locker, Konzentration nach innen, innere Achtsamkeit)
  Im diesem Yoga-Sutra wird berichtet, wie man diese Qualität der Asanas erreicht und auf welche Weise man die Asanas üben sollte:
  Die Bemühung sollte leicht sein (*Prayatna Saithilya*), Schmerz und Muskelzittern sind zu vermeiden, wobei das „kleine Lächeln" während der Übungsausführung den Erfolg dieser Bemühung sichert. Dies ist mit einer akzeptierenden Haltung für eigene Grenzen verbunden. Bei starken Dehnungen zeigen z. B. Schmerzen an, dass man an Grenzen kommt, die man akzeptieren muss. Sie können jedoch durch regelmäßiges Training erweitert werden, indem man sich an die Grenze herantastet und im Moment der maximalen Dehnung durch aktive Entspannung versucht, diese zu verschieben. Die Asanahaltungen sollen langsam eingenommen werden. Wenn längere Zeit in der Asana verharrt wird, sollte so wenig Kraft wie möglich zur Stabilisierung der Haltung aufgewendet werden, d. h. es sollte auf die maximal mögliche muskuläre Relaxation der nicht unmittelbar für die Aktion benötigten Muskeln geachtet werden. Dies erfordert innere Achtsamkeit und Konzentration (*Anantya Samapattibhyam*). Die Konzentration des Übenden sollte sich nach innen bzw. auf die Ausführung der Übung richten. Diese *innere Achtsamkeit* beim Yoga-Training, d. h. die bewusste und dabei entspannte Ausführung der Asanas, ist für das Lernen des konzentrierten und bewussten Tätigseins, aber auch für das Wahrnehmen von Verspannungen und von Grenzen, bedeutsam. Es werden vom Übenden nach und nach innere Funktionen des Körpers wahrgenommen, wie z. B. Atmung, Herzschlag, Muskeltonus. Diese Sensibilitätsentwicklung trägt dazu bei, dass z. B. die Bedeutung der muskulären An- und Entspannung sowie der Einfluss der Atmung auf die Entspannung bewusst werden.

Die innere Achtsamkeit soll sich beim Üben der Asana auf die Atmung richten. Während der Asana-Ausführung soll der Atem *fließen*, d. h. es soll regelmäßig und entspannt möglichst mit der Nasen-Zwerchfellatmung (Bauchatmung) ohne Anhalten weitergeatmet werden. Bei der dynamischen Ausführung der Asana im Rahmen einer Yogareihe (z. B. Sonnengebet) sollte die Bewegung harmonisch mit der Ein- und Ausatmung gekoppelt sein, wobei der Atem als Taktgeber dient, nach dem sich die Bewegung richtet (*Forderung* des Yogalehrers an den Übenden: *„Dein Atem führt die Bewegung und nicht umgekehrt!"*).

***3) Atemarbeit (Pranayama) mit Kindern***

Die Atemregulierung (Pranayama), durch die der psychophysische Erregungszustand einer Person beeinflussbar ist und die neben den Körperhaltungen (Asanas) einen bedeutsamen Bereich innerhalb der Yogapraxis darstellt, setzt einen bestimmten Entwicklungsstand des Menschen voraus. Das Begreifen der Atmung als Verbindungsglied zwischen Körper und Psyche fordert entsprechend entwickelte Denk- und Wahrnehmungsprozesse, mit denen das Verständnis des abstrakten Begriffs „Atem" erst ermöglicht wird.
Das für die Yogapraxis bedeutsame Gebiet „Atemarbeit mit Kindern" wurde bis zur heutigen Zeit wissenschaftlich nicht oder nur wenig erforscht, somit existieren in der Literatur zum Kinderyoga nur vereinzelt Hinweise bezüglich der Bedeutung des Atems für Kinder beim Yogaüben. Beim Kinderyoga wird die Pranayama-Stufe nicht im klassischen Sinne geübt.
Obwohl keine fundierten und allgemeingültigen Erkenntnisse zur Verwendung von Pranayama-Techniken bei Kindern vorliegen, sollen nachfolgend einige Sichtweisen und Erfahrungen aus der Yogapraxis vorgestellt werden:

- Maheshwarananda (1992) betont, dass mit Kindern einzelne Pranayama-Übungen möglich sind (u. a. Rhythmisches Atmen, Nadi Shodhana, Ujjayi). Diese Atemübungen sollten jedoch erst ausgeführt werden, wenn der Unterschied zwischen Bauch- und Brustatmung den Kindern verständlich ist und sie die tiefe Bauchatmung (Nasen-Zwerchfell-Atmung) ausführen können.
- Es wird von den indischen Ärzten und Yogis Dr. Garothe und Dr. Shrikrishna (persönl. Mitteilung, 6/1994) auf die Bedeutung und Ausprägung des natürlichen Flusses der Atmung bei Kindern hingewiesen. So sollte z. B. bei der Ausführung der Pranayama-Techniken nicht nach klassischem Vorbild mit der Atempause (*Kumbhaka*) gearbeitet werden.
- Wir gehen nach Praxiserfahrungen in der Arbeit mit Kindern davon aus, dass das Üben der verlängerten Ausatmung mit 12-Jährigen möglich ist. Dabei sehen wir es als sinnvoll an, Kindern bereits in diesem Alter den Zusammenhang zwischen verlängerter Ausatmung und Beruhigung erfahren zu lassen und ihnen Techniken anzubieten, damit sie diese Beruhigung des Geistes auch selbständig herbeiführen können.

Auch klassische Pranayamas (Uijayi, Nadhi Shodana, Kabalabati, Bastrika, Atemanhalten) können ab dem 11.-12.Lebensjahr durchgeführt werden, da es die Hirnentwicklung in diesem Alter zulässt, den Atemrhythmus willentlich zu steuern. Ziel dieser Techniken, ist die Anwendung im Alltag zur Problembewältigung.
Mudras bezogen auf Pranayamas sollten ebenfalls erst ab 11./12.Lebensjahr erfolgen.
Atemwahrnehmungsübungen können vorher gemacht werden, um Kinder das Wissen zu vermitteln, dass es sie gibt. Dazu gehören z.B. Kuscheltieratmung/ Kuscheltier wird auf Bauch gelegt, Atemwippe, Visualisierung der Atemwahrnehmung (Luftballon aufblasen, Blumenatmung, Hell-Dunkel-Atmung).
Bandhas dürfen dagegen erst mit Jugendlichen durchgeführt werden, weil sie voraussetzen, dass der Körper seine völlige Reife entwickelt hat

Schwerpunkte bei Atemübungen mit Kindern sollten sein:
Ein- und Ausatmung zählen (Rhythmisches Atmen), Ausatem verlängern (Ujjayi) und Atemvorgang beobachten.

4) ***Ernährung im Kinderyoga***

Ein wichtiger Raum beim Yoga mit Kindern und Jugendlichen, sollte sein, sich über die Ernährung auszutauschen (als Element des Erzählkreises).
Bei der Ernährung der Kinder sollte vor allem darauf geachtet werden, dass sie schmeckt, leicht verdaulich, gesund und voller Nährstoffe ist. Ursprünglich wurde die yogische Ernährung entwickelt, um den Weg zur Meditation und das spirituelle Wachstum zu unterstützen, denn im Yoga geht man davon aus, dass die Nahrung einen direkten Einfluss auf das Wohlbefinden hat. Spirituelles Wachstum wird durch eine leichte, reine Nahrung gefördert.
Bei Kindern trägt die yogische Ernährung dazu bei, die Entwicklungsprozesse zu unterstützen, die Konzentration und das Erinnerungsvermögen zu verbessern und mehr Intuition zu entwickeln (Yoga Vidya, 2011).
In Tafel 4.2 findet sich ein Überblick über die Grundlagen der Yoga Ernährung, wie auf der Homepage von Yoga Vidya vorgeschlagen wird (Yoga Vidya, 2011, zitiert nach Eichberger, 2011, persönliche Mitteilung)

5) ***Positives Denken im Kinderyoga***

Die Kinder sollten frühzeitig dazu angehalten werden, zu reflektieren, wie sie sprechen und welche Gedanken sie verwenden. Dabei ist die Vermittlung von Mutformeln, positive Affirmationen („Ruhig und klar geht's wunderbar") sehr hilfreich. Schon früh wird durch Elternhäuser vermittelt: „Früh Du schaffst das nie, ich kann das nicht". Diese, dem Verwirklichen und gesunden Wachsen der kindlichen Persönlichkeit, entgegenstehenden Einstellungen, sollten im Yoga mit Kindern gelöst und durch positive Grundsätze ersetzt werden.

**Ahimsa – vegetarisch Leben als spiritueller Akt**

Yoga bedeutet „Einheit" oder „Harmonie". Dies bezieht sich sowohl auf die Einheit zwischen Körper und Geist als auch auf die Harmonie mit anderen Lebewesen. Hier kommt das Prinzip der Gewaltlosigkeit (Ahimsa) zum Tragen, dass allen Geschöpfen, also auch Tieren, ein friedliches Leben sichern soll. Dieses Prinzip des Nicht-Verletzens, welches aus den Sutren von Patanjali stammt und zu den Yamas gehört, wird auch in der yogischen Ernährungsweise berücksichtigt. Gleichzeitig glauben Yogis, dass Nahrung eine besondere Wirkung auf den Geist hat. Die Yoga Ernährung ist so aufgebaut, dass sie die Gesundheit fördert und Energie für die spirituelle Praxis schenkt. Sie stärkt nicht nur den Körper, sondern wirkt sich positiv auf die Gefühle aus.

Lebensqualität entsteht dann, wenn wir uns im Körper und Geist kraftvoll und vital fühlen. Mit dieser Grundlage fällt das Meditieren und Yoga-Praktizieren leicht. Lebensmittel wie Fleisch und Fisch beeinträchtigen die eigene Lebensenergie, also das Prana, weswegen die alten Yogis sich schon vor tausenden von Jahren für eine vegetarische Lebensweise aussprachen.

Die Yoga Ernährung erfüllt daher folgende Kriterien:

- Sie ist gesund und erhöht deine Energie und geistige Wachheit.
- Sie entspricht den Anforderungen der Yoga-Schriften (wie Bhagavad Gita, Hatha-Yoga Pradipika).
- Yoga Ernährung entspricht den auch in den westlichen Ernährungswissenschaften anerkannten Prinzipien der Vollwertkost.
- Yoga Ernährung schmeckt ausgezeichnet.
- Yoga Ernährung ist einfach und unkompliziert zuzubereiten.

Die Yoga Ernährung basiert auf drei qualitativen Nahrungsgruppen. Nur die Nahrung mit der bestmöglichen Wirkung auf den Menschen wird in der Yoga Ernährung dem Yoga-Übenden empfohlen. Die **drei Nahrungsgruppen** werden direkt von den drei „Gunas (Eigenschaften)" abgeleitet – den drei grundlegenden Eigenschaften der Natur. Die Yogaschriften besagen, dass mit den Gunas die Welt in allen ihren Formen beschrieben werden kann.

**Die drei qualitativen Prinzipien (Gunas) sind:**

- **Sattwa** (Leichtigkeit, Licht, Harmonie),
- **Rajas** (Aktivität und Bewegung) und
- **Tamas** (Trägheit und Dunkelheit).

Die Gunas treten in verschiedenen Graden in allen groben oder feinen Gegenständen (somit auch in Nahrung) auf und wirken auf der physischen, geistigen und emotionalen Ebene. Jedes Nahrungsmittel wird einem Guna und damit einer der drei Qualitäten zugeordnet. **Ziel der Yoga Ernährung ist die sattwige (reine, lichtvolle) Ernährung, welche den Mensch in einen klaren, harmonischen Zustand bringt.**

***Tafel 4.2:*** *Grundlagen gesunder Ernährung im Yoga (Eichberger, 2011, pers.* Mitteilung)

***6) Meditation/Konzentration im Kinderyoga***

Eine konzentrative Versenkung ist auch bei Kindern schon möglich. Beispielsweise sind Kinder auch beim Spielen im Kindergarten sehr konzentriert. In der Schule beginnt es Sinn zu machen: wenn sie mit Reizen konfrontiert werden. Kindermeditationen sind Phantasiereisen, die den Kindern für einen Moment Abstand zum Alltag schenken. Sie regen das Vorstellungsvermögen an, die

Kinder können lernen, loszulassen. Sie erleben ihre inneren Welten und schöpfen aus sich heraus wieder Kraft für den Alltag. Ihre eigene Kreativität wird gefördert und sie lernen Ideen in positiver Art und Weise umzusetzen. Dabei geht es inhaltlich um vertraute Elemente mit denen sie sich identifizieren können, welche letztlich auch dazu dienen, bewusster und sensibler durch den Alltag zu gehen. So wird das Einfühlungsvermögen gestärkt, was sich dann im Zusammensein in der Gemeischaft positiv auswirkt. Aus diesem Grund werden in Kindermediationen vor allem die Sinne angesprochen und sensibilisiert. Sie lassen sich in Schulklassen und Kursen, wie Yoga oder autogenes Training sehr schön einsetzten (Eichberger, 2011, persönliche Mitteilung). Einen Überblick über die Besonderheiten der Meditation mit Kindern gibt Tafel 4.3.

**Was gibt es bei Kindermeditationen zu beachten?**
Wenn Erwachsene meditieren, sieht man sie meistens in einer entspannten aufrechten Sitzhaltung, die einem wachen Bewusstseinszustand entspricht (z.B. Lotossitz, Schneidersitz oder auf dem Stuhl sitzend). Die Hände liegen zur Schale zusammengelegt im Schoß oder mit den Handflächen nach oben auf den Knien. Dann werden die Augen geschlossen und die Sinne richten sich nach innen. Die Atmung wird wahrgenommen, und die Gedanken kommen zur Ruhe.
Kinder haben noch eine natürliche Sehnsucht nach Stille, aber auch einen oft unersättlichen Bewegungsdrang. Führe sie geschickt von der Bewegung in die meditative Ruheerfahrung und Konzentration, denn sie hat auch etwas mit Frieden und Konfliktlösung zu tun. Dabei kommt es nicht notwendigerweise darauf an, die Kinder zum langen Stillsitzen zu drängen. Achte eher auf folgende Rahmenbedingungen:

**Der Raum:**
Dunkle den Raum ab, sorge dafür, dass keine störenden Geräusche und Bilder die Kinder ablenken. Ein sich wiederholendes Ritual, wie z.B den Raum abdunkeln, eine Kerze anzünden und das Ausbreiten von Matten zeigen den Kindern, dass es jetzt ruhig wird.

**Die Meditation**
Die Meditation sollte am Anfang kurz sein. Nicht länger als 5-7 Minuten. Später können es dann 10-15 Minuten sein. Die Kinder sind in der Regel sehr offen und nehmen in der kurzen Zeit so viele Aspekte wahr, dass sie nicht mit zu viel Inhalt überfordert werden sollten. Erkläre den Kindern, was du vor hast. Für viele Kinder ist es eine ganz neue Erfahrung und sie brauchen Erklärungen.

**Danach:**
Gib ihnen Zeit und Raum, das Erlebte auszudrücken. Sprecht darüber oder malt ein Bild zur Meditation. Eine andere Möglichkeit ist es, ein Lied, welches zur Meditation passt, zu singen.Um die Fähigkeit des Loslassens zu fördern und zu erhalten, sollten die Pädagog/innen schon im Vorschulalter mit entsprechenden Übungen beginnen. So werden nun im folgenden verschiedene Formen erläutert, mit denen dieses Loslassen mit meditativen Übungen erreicht werden kann.

***Tafel 4.3:*** *Grundlagen der Meditation mit Kindern (Eichberger, 2011)*

### *4.2.4 Veränderte Übungsmethodik bei Kindern*

Um Pranayama mit Kindern durchführen zu können ist eine Innenorientierung sehr wichtig. Wie Studien von Görbing, Ludwig und Stueck (2011, s. Kap. 5.1.2, S.63) mit dem Entspannungstraining mit Yogaelementen nach Stück (EMYK®) zeigen, steigt durch Asanas die Erregungskurve an. Nur in der Phase der Anfangsentspannung kommt es zu einem Absinken der Pulsfrequenz, also zu einem Entspannungszustand (siehe Tabelle 4.1 und Abbildung 4.1). In der weiteren Sitzung steigt die Erregungskurve stetig an.
Das heißt, dass es durch die eingeschränkte Selbstkontrolle unbedingt notwendig ist, dass Kinder eine Anfangsentspannung durchführen und Pranayama ausschließlich im Anschluss daran möglich ist. Danach können dann Asanas durchgeführt werden.

| **Sitzungsphase** | **Mittelwert** | **Standardabweichung** | **N** |
|---|---|---|---|
| **Ausgangswert** (1./2.Minute) | 105,395 | 7,432 | 15 |
| **MW Anfangsentspannung** (3.-10.Minute) | 98,987 | 6,125 | 15 |
| **MW Yogateil** (11.-23.Minute) | 107,578 | 6,471 | 15 |
| **MW Abschlussteil** (letzte 3 Minuten) | 112,965 | 6,549 | 15 |

***Tabelle 4.1:*** *Durchschnittliche Pulsfrequenz der Kinder über die 4 Phasen der 15 Sitzungen*

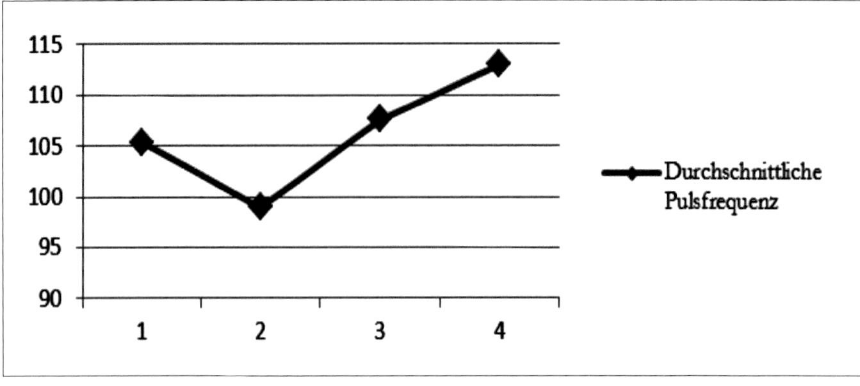


**Legende:** 1-2) Anfangsentspannung 2-3) Yogateil (Asana) 3-4) Abschlussteil

***Abbildung. 4.1:*** *Durchschnittliche Pulsfrequenz über die 4 Sitzungsphasen des EMYK®*

Der Ablauf des achtgliedrigen klassischen Yogaweg ist deswegen im Yoga mit Kindern etwas verändert:

- Als Grundvoraussetzungen gelten weiterhin
  1. Yama und
  2. Niyama, die im Erzählkreis aufgegriffen werden

Der achtgliedriger Pfad wird dann insofern verändert, das anstelle der Asanas, Pranayamas eingeübt werden (v.a. zum Einsatz im Schulalltag), die mit einer Anfangsentspannung (z.B. bei EMYK®, s.Kap.5.1.2, S. 63) vorbereitet werden. Dieses Vorgehen wird in Auswertung der Pulsmessungen (s. Abb. 4.1) vorgeschlagen bzw. hat sich bewährt.
Der Ablauf gestaltet sich also weiter nach folgender Anordnung:

3. Pranayama (z.B. Anfangsteil EMYK®)
4. Asana (z.B. Asanateil EMYK®)
5. Konzentration (nicht immer durchführbar, u.a. Abschlussteil EMYK®), aber auch Massagen, Imaginationen (emotionale Innenschau, Bewegungsbedürfnis der Kinder wird Rechnung getragen).

Da Studien gezeigt haben, dass ein Großteil der Kinder unterregt sind, ist die erwiesene Erregungssteigerung im Abschlussteil als positiv zu bewerten. Dieser Umstand muss unbedingt weiter untersucht werden.
Es zeigte sich, dass Asanas immer als Beanspruchung des Körpers angesehen werden können (s. auch Ebert, 1986). Das konnte auch im Kinderyoga nachgewiesen werden.
Dieses Vorgehen deckt sich mit der Übungspraxis nach Shivananda und wird für das Kinderyoga unbedingt empfohlen. Das erste Mal wurde dies strukturiert mit dem EMYK® (1994) umgesetzt und wissenschaftlich überprüft (Görbing & Ludwig, 2011).

### *4.2.5 Kontraindikationen von Yoga bei Kindern und Jugendlichen*

Aus der Erfahrung mit Erwachsenen wurden bereits spezifische Kontraindikationen des Yoga abgeleitet. Für den Kinderbereich sollen hier noch weitere *Kontraindikationen* angeführt werden, die wir für die Arbeit mit Kindern als wichtig erachten:

- Besonderheiten des aktiven und passiven Bewegungsapparates beachten, keine extremen Dehnungen, keine Extremhaltungen, Halswirbelsäulenbelastung minimieren (Wachstumsphase der Kinder beachten).
- Mit Kindern sollten keine Reinigungsübungen, keine Bandhas (Verschlüsse im Zusammenhang mit der Atmung) und fortgeschrittene Atemübungen angewendet werden (Bhastrika, keine langen Atemverhaltungen).

- bei Kindern können sich „entspannungsindizierte Ängste" einstellen (paradoxe Reaktionen mit erhöhter Muskelspannung, Erregung, erhöhter Herzfrequenz, unangenehmes Schwere- und Wärmeempfinden, Angst vor Kontrollverlust, Hilflosigkeit, Bedrohungsgefühl). Deshalb: kein Zwang zum Yoga-Training, Augen müssen nicht geschlossen werden, Vorgehen und Ziele der Übungen sollten dem Kind transparent sein (Entspannung ist keine zu erbringende Leistung, diese Haltung ist hinderlich)
- Yoga sollte nicht von psychisch schwer gestörten Kindern geübt werden (z. B. Psychosen), Kinder und Jugendliche mit neurotischen und psychosomatischen Störungen (Zwangssyndrome, Anorexia nervosa, jugendliche Hypochonder, Herz-Kreislauf-Probleme) sollten nur unter Anleitung eines Lehrers üben
- mit Kindern mit Hypotonie keine blutdrucksteigernden Asanas durchführen (z. B. Umkehrhaltung)
- Kinder mit Schilddrüsenproblemen sollten Haltungen bei denen es zum Druck auf die Schilddrüse kommt, vermeiden (z. B. Schulterstand)
- bei Netzhautablösungen dürfen wegen des dabei auftretenden erhöhten Augeninnen-drucks keine Umkehrhaltungen und Kumbhakas (Atemanhalten) geübt werden.

## 4.3 Wirkfaktoren des Yoga mit Kindern und Jugendlichen

Da Yoga zu den körperorientierten Verfahren zählt, stehen körperbezogene Wirkungen im Vordergrund, aus denen dann auch psychologische Veränderungen resultieren (s. Abb 4.2). Der Impuls, der von den Yogaübungen ausgelöst wird führt zu einer Stimulation unseres Hormonsystems, das in enger Wechselwirkung mit dem Zentralnervensystem und Immunsystem steht. Daraus ergeben sich zunächst

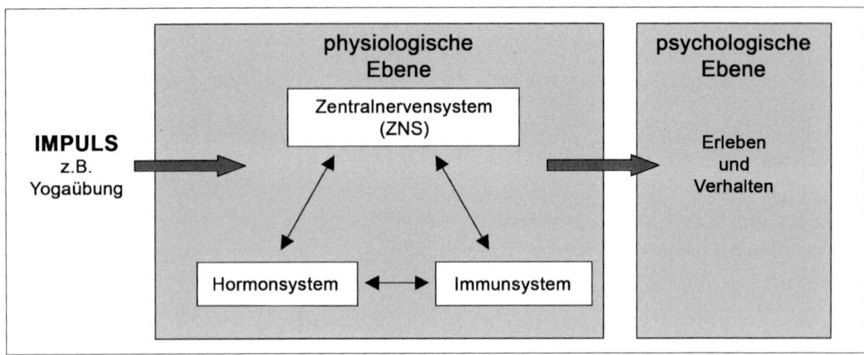


***Abbildung 4.2:*** *Wirkmechanismen körperorientierter Methoden (z. B. Yoga)*

physiologische Wirkungen der Stimulation, die sich anschließend in einem veränderten Erleben und Verhalten, also auf psychologischer Ebene niederschlagen. Diese wiederum steht in Wechselbeziehung mit der physiologischen Ebene und trägt damit zu weiteren körperlichen Veränderungen bei.

Im Folgenden werden einige physiologische und psychologische Wirkmechanismen noch einmal genauer betrachtet.

### *4.3.1 Entspannungsreaktion und Selbstregulation*

1) ***Entspannungsverfahren für Kinder und Jugendliche***
   In der „Zeitschrift für Klinische Psychologie-Forschung und Praxis" berichtete Saile im Jahre 1996 über eine „Metaanalyse zur Effektivität psychologischer Behandlung hyperaktiver Kinder", die 44 kontrollierte Studien berücksichtigte. Er berichtete, dass Entspannungstraining und Biofeedback die stärksten Effekte aufwiesen, gefolgt von verhaltenstherapeutischen Techniken und Elterntraining. Ebenso weist Petermann (1996) Entspannungsverfahren als geeignete Techniken im Rahmen der Behandlung hyperkinetischer Kinder aus.
   Die unterschiedlichen Studien und Berichte zeigen, dass sich für Entspannungsmethoden vielfältige, nahezu uneingeschränkte Einsatzmöglichkeiten bieten. Es existieren nur wenige, zu beachtende Kontraindikationen, die sich hinsichtlich der spezifischen Methoden – Autogenes Training, Progressive Muskelrelaxation, Yoga – unterscheiden. Entspannungsmethoden können die Selbstregulation eines Menschen positiv beeinflussen, sie werden beispielsweise zur Bewältigung von Stress, Spannung, Schmerzen und Angst verwendet, können sich jedoch auch auf die unterschiedlichsten psychischen und physischen Störungen positiv auswirken. Psychologische Erregungszustände und kognitive Hemmungsprozesse können reduziert werden, des Weiteren kann sich der affektive Zustand einer Person positiv verändern (Petermann, Zimmermann, Menzel, 1998). Entspannungsreaktionen manifestieren sich auf der physiologischen, emotionalen, kognitiven und der Verhaltensebene eines Individuums. Zu den typischen physischen Wirkungen von Relaxationsmethoden zählen neuromuskuläre, kardiovaskuläre, respiratorische, elektrodermale sowie zentralnervöse Veränderungen (Petermann et al., 1998). Petermann et al. (1998) weisen darauf hin, dass Entspannungsmethoden an das Alter eines Kindes sowie an seinen sozialen, kognitiven und emotionalen Entwicklungsstand adaptiert werden müssen, um eine effektive Wirkung zu erzielen.

2) ***Wissenschaftliche Grundlagen von Entspannung***
   Der Entspannungszustand wird von Wundt (1914) mit den Grunddimensionen der „Erregung-Beruhigung", „Lust-Unlust" und „Spannung-Lösung" be-

schrieben. Vaitl (1993, S. 27) bezeichnet Entspannung als einen „*spezifischen psychophysiologischen Prozess, der sich auf dem Kontinuum von Aktiviertheit-Desaktiviertheit zum Pol eines fiktiven Basalwertes hin bewegt und durch Gefühle des Wohlbefindens, der Ruhe und Gelöstheit gekennzeichnet ist*". Psychophysiologisch kann er als ein kurzfristiger (phasischer) und langfristiger (tonischer) Zustand reduzierter vegetativer und motorischer Aktivität im Sinne einer psychophysischen Erregungsreduktion definiert werden. Der Zustand der Entspannung sollte nicht als Sonderzustand, sondern als ein *Reaktionsmuster* (*Entspannungsreaktion* [Vaitl, 1993] bzw. *relaxation response* [Benson, 1975]) verstanden werden, das zum Verhaltensrepertoire des Menschen gehört.

***3) Kurzfristige Entspannungsreaktion***

Durch die Entspannungsreaktion wird es dem Individuum z. B. möglich, die infolge einer akuten Belastungssituation entstandenen Stressreaktionen zu kompensieren und somit den Organismus vor Überlastung zu schützen. Die Entspannungsreaktion im Kontrast zur Stressreaktion wird in der Tafel 4.4 näher beschrieben.

Die Entspannungsreaktion wird u. a. durch Entspannungsverfahren ausgelöst und ist durch folgende physiologische und psychologische Merkmale gekennzeichnet:

*Physiologische Merkmale der Entspannungsreaktion (Vaitl, 1993; Wuttke, 1987):*

- neuromuskuläre Veränderungen (Abnahme des Muskeltonus, Veränderung der Reflextätigkeit)
- kardiovaskuläre Veränderungen (periphere Gefäßerweiterung, geringfügige Verlangsamung des Pulsschlages, Senkung des arteriellen Blutdrucks)

Die vegetativen Funktionssysteme des Organismus dienen u. a. der Energieversorgung des motorischen Apparates, der die Anforderungen der Umwelt zu bewältigen hat. Die Parameter des vegetativen Systems, wie z. B. Kreislauf, Atmung und Stoffwechsel, passen sich dabei der Motorik an. Diese Anpassungsleistung kann in einem Kontinuum zwischen zwei Reaktionslagen (auch als vegetativer Tonus, vegetativer Arbeitspunkt bezeichnet) erfolgen:

- Zum einen gibt es die ergotrope Reaktionslage (auch als Sympathikotonie, Notfall- bzw. akute Stressreaktion bezeichnet), die mit der Erregung des Sympathikus (sympatho-adrenerges System) und der damit zusammenhängenden vegetativen Aktivitätserhöhung bzw. Leistungssteigerung verbunden ist.
- Zum anderen gibt es die trophotrope Reaktionslage (Vagotonie, vegetativer Ruhetonus, Entspannungsreaktion, relaxation response).

Es wird angenommen, dass die Entspannungsreaktion ein der Stressreaktion entgegengesetztes Kontrasterlebnis darstellt und somit als Schutzmechanismus vor Fehlbeanspruchung und zur Schonung bzw. Erholung des Individuums aufzufassen ist (Ebert, 1996).

***Tafel 4.4:*** *Entspannungsreaktion als Antagonist zur Stressreaktion*

- respiratorische Veränderungen (Verlangsamung der Atemfrequenz, Gleichmäßigkeit der einzelnen Atemzyklen, Abnahme des Sauerstoffverbrauchs)
- elektrodermale Veränderungen (Zunahme der Hautleitfähigkeit)
- zentralnervöse Veränderung (Veränderung der hirnelektrischen Aktivität)
- Dilatation der glatten Muskulatur der Arterien, dadurch vermehrte Durchblutung von Haut und inneren Organen

*Psychologische Merkmale der Entspannungsreaktion:*
- affektive Indifferenz (Affekte und Emotionen lassen sich kaum noch provozieren)
- mentale Frische (nach den Übungen stellt sich ein Gefühl des Ausgeruhtseins sowohl in körperlicher als auch in geistiger Hinsicht ein)
- die Außenreize verlieren immer mehr die Fähigkeit, eine Reaktion auszulösen
- Veränderung von Gefühlen, Bewertungen/Gedanken sowie von Verhalten (s. Abb. 4.3, Schröder & Reschke, 1996):

***4) Langfristige Wirkung von Entspannungsverfahren***

Ebert (1986) stellt fest, dass durch die längerfristige Ausführung von Yoga und durch regelmäßige Meditation eine langfristige Verschiebung des vegetativen Ruhetonus in Richtung Vagotonus (trophotroper Zustand, Entspannung) gelingt. Diese Aussage wird durch Untersuchungen bestätigt (s. Tab. 4.2).

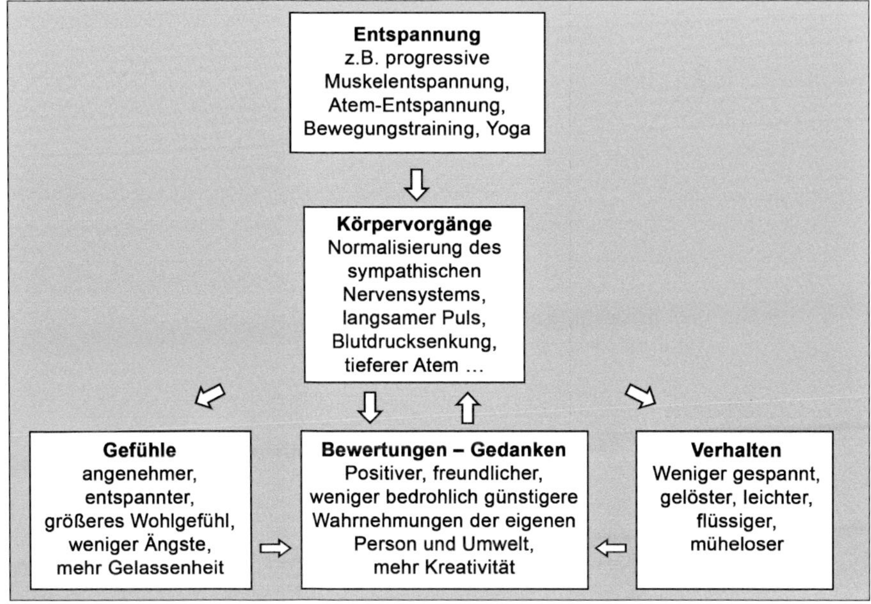


**Abbildung 4.3:** *Wirkung von Entspannung (Schröder & Reschke, 1996)*

| Parameter | Untersucher | Vpn | Übungs dauer | vor dem Training | nach dem Training |
|---|---|---|---|---|---|
| HF in Ruhe ($Min^{-1}$) | Udupa, Singh & Settiwar (1971)<br>Dhanaraj (1974)<br>Michailov, Ebert, Neu & Ebert (1980) | 12<br>17<br>5 | 3 Monate<br>6 Monate<br>6 Wochen<br>3 Monate | 66,6<br>-<br>56,7<br>82,0 | 62,3<br>62,2<br>53,6<br>79,0 |
| HF-Steigerung nach Belastung ($Min^{-1}$) | Udupa et al., 1971<br>Gopal et al., 1973 (zit.nach Funderburk, 1977) | 12<br>keine An-gaben | 3 Monate<br>Ungeübte<br>Geübte | 55,8<br>24,2<br>- | 59,3<br>-<br>16,9 |
| Atem-frequenz in Ruhe ($Min^{-1}$) | Udupa et al., 1971<br>Dhanaraj, 1974<br>Gopal et al., 1973 (s. o.) | 12<br>17<br>keine An-gaben | 3 Monate<br>6 Wochen<br>Ungeübte<br>Geübte | 16,8<br>11,3<br>23,1<br>- | 16,6<br>10,1<br>-<br>9,9 |
| autonomer Index (willk. Einheit) | Gharote (1971 zit. nach Funderburk, 1977) | keine An-gaben | 2 Monate | 64,6 | 78,1 |

**Anmerkung:**

Eine Verstärkung des Vagotonus spiegelt sich in einer erhöhten autonomen Indexzahl von Garothe (1971, zit. nach Funderburk, 1977) wider. Der autonome Index beinhaltet u. a. sublinguale Körpertemperatur, Speichelflussmenge, palmarer und volarer Hautwiderstand, diastolischer Blutdruck, Herzfrequenz.

***Tabelle 4.2:*** *Durch längeres Yogatraining erreichte Veränderungen einiger Parameter des vegetativen Ruhetonus (Mittelwerte) (zit. nach Ebert, 1986)*

Die genannten Effektstudien wurden im Erwachsenenbereich vorgenommen, lassen jedoch eine prognostische Wirksamkeit auch für den Kinder- und Jugendbereich erwarten.

Es lässt sich anhand der Befunde zu den langfristigen Entspannungswirkungen zweifelsfrei nachweisen, dass sich die Auffassung, wonach Yoga als Entspannungsmethode nutzbar ist, als richtig erwiesen hat.

### *5) Auslösefaktoren für Entspannung*

*Entspannung durch passive Konzentration:*

Entspannungseffekte werden u. a. durch die passiv orientierte Konzentration auf die Inhalte der jeweiligen Entspannungsmethode ausgelöst:

- Petermann und Petermann (1993) stellen fest, dass bei sozial unsicheren Kindern und bei aggressiven bzw. hyperaktiven Kindern die *Aufmerksamkeitslenkung* (passive Konzentration) auf die Inhalte der Entspannungsübung auch die körperliche Angespanntheit verringert und so zur Desensibilisierung beiträgt.

- Schultz (1936) bezeichnet die Einheit von passiver Konzentration und den dadurch ausgelösten vegetativen Prozess als *„konzentrative Umschaltung“*.
- Ebert (1986) stellte im Rahmen seiner Forschungen zu den physiologischen Aspekten des Yoga sowie in Auswertung der Befunde zu Entspannungsverfahren (AT, PMR) und zur „realaxation response“ (Benson, 1975) fest, dass bei allen Zuständen der Entspannung der psychische Auslöser die *passive Konzentration bei Wachheit* ist. Daraus leitete er seine Auffassungen zur psychophysiologischen Triade ab (s. Abb. 4.4):

Die passive Konzentration auf die Übungen des Autogenen Trainings oder des Yoga löst vegetative und motorische Tonussenkungen aus. Umgekehrt steigern die vegetativen und motorischen Tonussenkungen die passive Konzentration. Ebert betont, dass der kausale Zusammenhang dieser Phänomene bisher nicht erklärt werden kann (Stück, 1998).

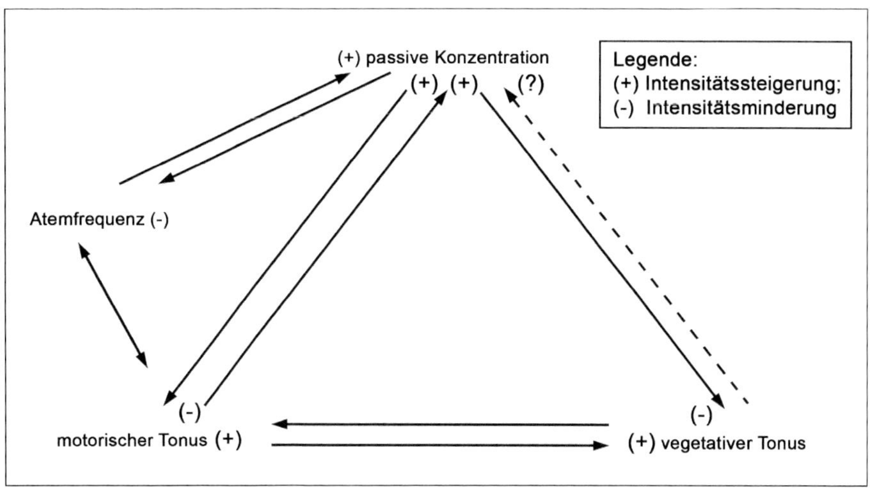


**Erläuterungen zur Abbildung:**

Eine gesteigerte passive Konzentration (+) vermindert die Atemfrequenz (-); eine Atemfrequenzminderung (-) steigert die passive Konzentration (+). Der Doppelpfeil zwischen Atemfrequenz und motorischem Tonus zeigt an, dass beide Qualitäten sich gegenseitig bedingen. Passive Konzentrationssteigerung (+) vermindert den motorischen Tonus (-). Ein verminderter motorischer Tonus (-) steigert umgekehrt die passive Konzentration (+). Motorische Tonuserhöhung (+) bedeutet vegetative Tonuserhöhung (+), bei Senkung des motorischen Tonus (-) kommt es auch zur Senkung des vegetativen Tonus (-). Gesteigerte passive Konzentration (+) vermindert den vegetativen Tonus (-) in Richtung Vagotonie. „Ob es umgekehrt möglich ist, dass ein verminderter vegetativer Tonus die passive Konzentration steigert, ist noch nicht bewiesen.“ (Ebert, persönl. Mitteilung, 12/96)

***Abbildung 4.4:*** *Psychophysiologische Triade (Ebert, zit. in Stück 1998)*

*Entspannung durch Senkung des Muskeltonus:*
Entspannung kann durch systematisches An- und Entspannen der Muskulatur erreicht werden (wobei die passive Konzentration ebenfalls eine Rolle spielt). Nach einer systematisch gesteigerten Aktionsspannung weist dabei die Muskulatur eine stärkere Bereitschaft zur Tonussenkung auf. Dieser Effekt wird bei der PMR und im Yoga genutzt. Durch die muskuläre Tonussenkung wird die psychogene Überlagerung der Muskulatur (infolge von Stress und Angst) in Form eines erhöhten Tonus zeitweise beseitigt (s. Tafel 4.5).

| Es besteht ein empirisch gut abgesicherter Zusammenhang zwischen psychischer Erregtheit, Angst, Unruhe, Gespanntheit und Gehemmtheit einerseits und der Tonuserhöhung der Muskulatur andererseits (Clauß, 1985). Wolpe (1958) ist der Ansicht, dass die somatische Angstreaktion sich u. a. in einem diffus gesteigerten Muskeltonus äußert und durch Entspannung (z. B. PMR) symptomspezifisch beseitigt werden kann. Dadurch wird eine spannungsfreie Gewöhnung an den angsterzeugenden Stimulus möglich (vgl. Systematische Desensibilisierung nach Wolpe). |
|---|

***Tafel 4.5:*** *Zusammenhang zwischen Muskeltonus und psychischen Belastungen*

Neben den o. g. Effekten der Entspannungsreaktion sowie deren Auslösemechanismen werden in der Literatur eine Vielzahl von Befunden zu den langfristigen Wirkungen zu verschiedenen Entspannungsverfahren mitgeteilt. Im Folgenden wird vor allem auf die Entspannungswirkungen von Yoga eingegangen.

Hinsichtlich der Entspannungswirkungen werden einige Aspekte genannt, die in einem direkten Zusammenhang als Wirkungsmechanismen stehen und deshalb nicht unabhängig voneinander betrachtet werden sollten (s. Tafel 4.6).

| ***Entspannung durch passive Konzentration*** führt zu einer Senkung des vegetativen und motorischen Tonus. Karambelkar et al. (1969, zitiert nach Funderburk, 1977) konnte bei der Ausführung von Asana eine signifikante Abnahme von EMG-Potentialen feststellen, die als Indikator für Entspannung dienen. Die passive Konzentration während der Asana bildet die Voraussetzung für weitere Aspekte. |
|---|
| Eine ***Entspannung durch Senkung des Muskeltonus in der Nachspürphase*** wird nach Durchführung der Asana, die durch einen Wechsel von An- und Entspannung der beteiligten Muskelgruppen gekennzeichnet ist, erreicht. |
| ***Entspannung durch Atemarbeit während der Asana*** ist eine Forderung im Yoga, die dazu dienen soll, psychophysische Spannungszustände, die aus einer unregelmäßigen Atmung bei körperlicher Anspannung resultieren, durch ein gleichmäßige Atemmuster abzubauen. Leitend ist dabei die Grundregel, bei Anspannung einzuatmen und bei Entspannung auszuatmen. *Langfristige Entspannungswirkungen der Asana* sind möglich, wenn durch regelmäßige Ausführung der Übungen eine Verschiebung des vegetativen Ruhetonus in die Richtung des Vagotonus erreicht wird (Ebert, 1986). |

***Tafel 4.6:*** *Entspannungsreaktionen beim Yoga*

### *4.3.2 Sensomotorische Wirkfaktoren*

Asana zielen auf die Erhöhung der Leistungsfähigkeit des sensomotorischen Regelsystems ab, in dem durch Übung der Balancefähigkeit eine Reduzierung der Abweichungen von Gliederpositionen zu intendierten Körperhaltungen erreicht wird, die einhergehen mit einem geringeren energetischen Aufwand bei der Durchführungen der sich harmonisierenden Balanceübungen. Eine Steigerung der Leistungsfähigkeit und Sensibilität des Regelsystems sind erwünschte Folgen, die im Sinne von Trainingseffekten auch zu einer Erhöhung der Konzentrationsfähigkeit beitragen. Eine Untersuchung von Hirai (1975) bestätigt die sensomotorischen Wirkungen von Yoga. Hirai verglich die klassischen Sitzhaltungen von meditierenden Zen-Mönchen mit Yoga-Anfängern und konnte feststellen, dass Mönche weniger spontane Körperbewegungen ausführen und damit die Ruhelage besser einhalten können, die eine Aufgabe des sensomotorischen Systems darstellt und mittels eines Sollwertes operationalisierbar sind. Die Abweichungen vom Sollwert sind ein Maß für die Güte des sensomotorischen Systems; diese Abweichungen sind bei Mönchen geringer und fungieren als Indikator für passive Konzentration. In diesem Zusammenhang trägt die bewusste Atmung ebenfalls zur Regleroptimierung bei, da die Verteilung des Haltetonus im skelettmotorischen System stark durch diese beeinflusst wird. Besonders die Ausatem-Aktion ist stark mit diesem Prozess verbunden, da während der Expiration die Erregbarkeit vieler Neuronen geringer ist (Dostálek & Lepicovská, 1982). Bei der Ausführung einer Asana-Serie ergeben sich extreme Gelenkauslenkungen und damit verbundene Muskeldehnungen zwischen den Gelenken des Körpers. Dadurch wird der aktive und passive Bewegungsapparat, der im Alltag meist nur einseitig belastet wird, vollständig betätigt und einer Fehlbeanspruchung vorgebeugt. Infolge der unterschiedlichen Lage des Kopfes im Raum bei den Asana bzw. der dabei bewusst herbeigeführten Entspannung aller nicht benötigten Muskeln erfolgt ebenfalls eine Schulung bzgl. der Koordination der vom Vestibularapparat ausgehenden motorischen Reflexe und Wirkungen.

### *4.3.3 Somatosensible Wirkfaktoren*

Bei der Durchführung von Yoga werden die Gelenke in verschiedenen Richtungenbeansprucht, wodurch die Tiefensensibilität geschult wird und verschiedene Wirkungen erzielt werden. Die *Steigerung der Wahrnehmung des eigenen Körpers* geht einher mit der Erhöhung der Somatosensibilität, da durch die Propriorezeptoren und die Hautrezeptoren die Körpersituation signalisiert wird und die afferenten Signale in der Großhirnrinde und im Thalamus gemeinsam in Form der Abbildung des Körperschemas verarbeitet werden. Durch die Beeinflussung der Rezeptoren erfolgt ein Training und eine Verfeinerung der subjektiven Abbildung des Körperschemas. Die *Massagefunktion der Asana* erfolgt durch den Abgleich von Informationen der Viszerorezeptoren und den Reaktionen von viszeromotorischen Reflexen als Reaktion auf bestimmte Spannungen, die bei der Ausführung von Asana gelöst werden können (ähnlich einer Reflexzonenmassage). Durch die systematische Stimulation reflexogener Zonen wird eine habituelle Verminderung ihrer Reaktivität erreicht (Dostálek & Lepicovská, 1982). Vitalisierende Effekte durch Asana werden erreicht durch eine allgemeine Aktivierung des ZNS, welche die Folge der Weiterleitung afferenter Informationen zu unspezifischen Regionen der Formatio Reticularis ist. Bestätigt werden diese Effekte durch oft beschriebene Frischegefühle nach dem Üben der Asana und durch EEG-Befunde (Roldán & Dostálek, 1983).

### *4.3.4 Physikalische Wirkfaktoren*

Diese Wirkaspekte entstehen ohne die Vermittlung des peripheren und zentralen Nervensystems. Durch die Übungen kommt es in den Körperhöhlen Thorax und Abdomen zu statischen Druckveränderungen, die sich auf den Kreislauf auswirken und u. a. zu einem Blutdruckanstieg bei bestimmten Übungen führen (Murkerji & Spiegelhoff, 1971). Durch Druck auf den Thorax kommt es zu einem Training von Zwerchfell und Ausatmungsreaktionen. Durch die Gelenkbeugungen und Abklemmungsphänomene in den Körpergeweben in Folge das Körpergewicht während der Asana werden die entsprechenden Gewebe minderdurchblutet und ziehen eine zeitlich versetzte Verbesserung der Durchblutung im Sinne einer reaktiven Hyperämie nach sich. Bei ausgewogenen Asana-Programmen ist davon auszugehen, dass die Hyperämieaffekte in allen Extremitäten und im Körperinneren auftreten und einhergehen mit einer Stoffwechselintensivierung.

### *4.3.5 Immunologische Wirkfaktoren*

Die infolge des Yoga ausgelöste Entspannungsreaktion, mit den dabei auftretenden und nachgewiesenen physiologischen und endokrinologischen Veränderungen lassen auch Veränderungen hinsichtlich der immunologischen Parameter erwarten, da es eine enge Verbindung zwischen zentralnervösen, endokrinologischen und immunologischen Regulationasmechanismen bestehen.
Es darf nicht erwartet werden, dass die vorgestellten Wirkmechanismen in der Lage sind, das Phänomen Yoga und Meditation erschöpfend zu beschreiben und den spezifischen Bezug zu Wirkhypothesen herzustellen. Es gibt noch sehr viele theoretische Probleme zu lösen auf die im Folgenden eingegangen werden soll.

### *4.3.6 Leistungsphysiologische Wirkfaktoren*

In einigen Studien konnte festgestellt werden, dass regelmäßige Yogaübungen zu einer Steigerung der Ausdauerleistung führen (vgl. Raju et al., 1986; Ray, Hedge

& Selvanmurthy, 1986; Salgar, Bisen & Jinturkar, 1975). Bei der Durchführung der Asana kann eine Steigerung von Energieumsatz, Blutdruck und Atem- und Herzfrequenz festgestellt werden. Die Sauerstoffaufnahme erhöht sich bis auf das Doppelte des Grundumsatzes (Mukerji & Spiegelhoff, 1971).

### *4.3.7 Achtsamkeit*

Ziel aller Yoga-Übungen ist die Entwicklung von innerer Achtsamkeit. Innere Achtsamkeit meint Selbstwahrnehmung, also das Ausrichten der Aufmerksamkeit einer Person auf innere Prozesse wie Körperempfindungen, Gedanken und Gefühle. Innere Achtsamkeit umfasst weiterhin die innere Haltung des Übenden bei der Selbstwahrnehmung, die gekennzeichnet ist durch einen nichtbewertenden, nichtidentifizierenden, zulassenden Wahrnehmungsmodus. Dadurch können Änderungen von inneren Haltungen und Einstellungen sich selbst gegenüber erreicht werden. Eigene Gefühls-, Denk- und Handlungsgewohnheiten werden so mit Offenheit wahrgenommen, ohne das dem Impuls zur gewohnten Reaktion nachgegeben wird. So entsteht ein Raum zwischen Wahrnehmung und Reaktion, in dem bewusste Entscheidungen getroffen werden können. Erst in jüngerer Zeit gibt es Bemühungen, das Konzept der Achtsamkeit zu operationalisieren (Brown & Ryan, 2003; Grossman, Niemann, Schmidt & Walach, 2004; Grossmann, 2004). Einige Studien zur Wirkung der Achtsamkeit sind in Tafel 4.7 aufgeführt.

Positive Wirkungen der Praxis von Achtsamkeit auf Wohlbefinden und Gesundheit werden durch Untersuchungen zur Methode der Achtsamkeitsbasierten Stressreduktion (Mindfulness-based stress reduction, MBSR) von Kabat-Zinn (1991) belegt. Kern der Methode ist die Befähigung der Teilnehmer zur Integration einer achtsamen Haltung in den Alltag. Das achtwöchige Programm besteht aus wöchentlichen Gruppensitzungen, in denen die Teilnehmer das Üben von Achtsamkeit in Form von Meditation, Body-Scan und Hatha-Yoga vermittelt wird, relevante Themen (z. B. Achtsamkeit in belastenden Situationen und sozialen Interaktionen) behandelt werden und den Teilnehmern die Möglichkeit zum Erfahrungsaustausch über ihre Achtsamkeitspraxis gegeben wird.
Die Wirksamkeit der Methode der Achtsamkeitsbasierten Stressreduktion hinsichtlich psychologischer Dimensionen wie Lebensqualität, Depressionen, Ängste und Coping-Stile und des körperlichen Wohlbefindens (z. B. Schmerzen, körperliche Einschränkungen) wird durch die Metaanalysen von Grossmann et al. (2004) und Baer (2003) gut belegt. Teasdale et al. (2000) zeigten in ihrer Studie an remittierten depressiven Patienten, dass die Rückfallwahrscheinlichkeit innerhalb eines Jahres halbiert werden kann, wenn die übliche Behandlung durch ein Achtsamkeitsprogramm ergänzt wird. Giommi et al. (2001) wiesen bei Patienten mit Angst- und Stimmungsstörungen nach einer achtsamkeitsbasierten Behandlung Verbesserungen der psychischen Gesundheit mit einer Effektgröße von 0.7 nach. Roth und Creaser (1997) konnten bei sozial benachteiligten Personen infolge der Achtsamkeitsschulung einen hochsignifikanten Anstieg der Selbstachtung nachweisen.

***Tafel 4.7:*** *Einige Studien zur Wirkung der Achtsamkeit*

### *4.3.8 Abschwächung gewohnheitsmäßiger Reiz-Reaktions-Ketten*

Aus verhaltentherapeutischer Perspektive lässt sich die yogische Meditation als selbstgesteuerte systematische Desensibilisierung betrachten. So wird bei Hatha-Yoga-Übungen und in der Meditation eine möglichst entspannte körperliche und psychische Verfassung hergestellt. Auftretende Kognitionen (Gedanken, Gefühle) werden vom Übenden in der Haltung des neutralen Beobachtens (innere Achtsamkeit, Nicht-Identifikation) wahrgenommen, ohne dass auf diese reagiert wird, so dass es zu einer allmählichen Abschwächung gewohnheitsmäßiger Reiz-Reaktions-Ketten kommt. (z. B. Reiz: stressauslösender Gedanke – Reaktion: Muskelspannung, vegetative Erregung, innerer Dialog usw.). In der Meditation/ beim Hatha-Yoga werden die drei therapeutischen Grundhaltungen der humanistischen Psychologie (Empathie, Achten/Wärme/Sorge, Echtheit) intraindividuell durch den Übenden verwirklicht, was zu einer günstigen Entwicklung des Selbstkonzeptes, wachsender Selbstannahme und Zunahme der Selbstexploration führt (Unger & Hofmann-Unger, 1999).

### *4.3.9 Pranayama und der Atmungsaspekt beim Hatha-Yoga*

Im Yoga wird betont, dass die Atmung das Verbindungsglied zwischen Körper und Psyche darstellt. Durch die Arbeit mit dem Atem (Pranayama) findet der Übende Zugang zu seinen Emotionen und kann sie kontrollieren. Einführende Bemerkungen zum Pranayama wurden bereits gemacht. Hier sollen weitere, im Zusammenhang mit Entspannungseffekten stehende Aspekte der Atmung betrachtet werden.

***1) Auffassungen über den Zusammenhang zwischen Ausatmung und Entspannung***

- Patanjali beschreibt den Zusammenhang zwischen Ausatmung und Beruhigung des Geistes im Yoga-Sutra I/34: „*pracchardana-vidharanabhyam va pranasya*" (zit. nach Bäumler, 1985, S. 62). Dieser Yoga-Sutra bringt zum Ausdruck, dass man die Gedanken beruhigen kann, wenn man ausatmet und nach der Ausatmung den Atem anhält.
- Die Ausatmung wird mit der Zwerchfellatmung (Bauchatmung) realisiert. Durch die Brustatmung kann keine Entspannung erreicht werden. Der Unterschied zwischen Brust- und Bauchatmung sollte dem Übenden bekannt sein, und die Bauchatmung sollte beherrscht werden. Hierzu eignet sich das Üben der Atemwippe:
  *Der Übende legt eine Hand auf den Bauch, die andere liegt auf der Brust. Es sollen das wechselseitige Heben und Senken der Hände und damit die Unterschiede zwischen Brust- und Bauchatmung erfahren werden.*
- Mit Hilfe der ausatemverlängernden Techniken des Pranayama, wie z. B. Ujjayi, kommt es zur Bewältigung von „Angespanntsein". Der Ausatem kann auch über die Arbeit mit Tönen und mit speziellen Körperübungen verlängert werden (s. Tafel 4.8).

*2) Physiologischer Aspekt der Atmung im Zusammenhang mit Entspannung*

An der Atmung lässt sich der Erregungszustand des vegetativen Nervensystems erkennen. Über die bewusste Einflussnahme auf die Ein- und Ausatmung sind auch die nachfolgend genannten vegetativen Steuer- und Regelmechanismen beeinflussbar:

a) Die langsame und tiefe Einatmung versetzt den Körper in eine leistungsaktivierende Spannung, indem sie den Sympathikus aktiviert und den Vaguseinfluss dämpft. Dabei steigen Muskeltonus, Puls und Blutdruck an und der Wachheitsgrad erhöht sich.

b) Die langsame und tiefe Ausatmung verstärkt den Vaguseinfluss und hemmt den Sympathikus. Dadurch werden der Puls langsamer, der Blutdruck gesenkt, Gefäße in der Peripherie werden erweitert und der verstärkte Blutstrom wird dorthin gelenkt, der Muskeltonus sinkt (Relaxation) und zentral hemmende Prozesse werden allgemein begünstigt (Klingenberg, 1986). Durch langsames, vertieftes Ausatmen erfolgt eine Umschaltung von der Leistungsphase zur Erholungsphase. Mit einer bewusst verlängerten Ausatmung lassen sich Spannungs- und Erregungszustände schnell und wirksam abbauen (Jahn, 1990).

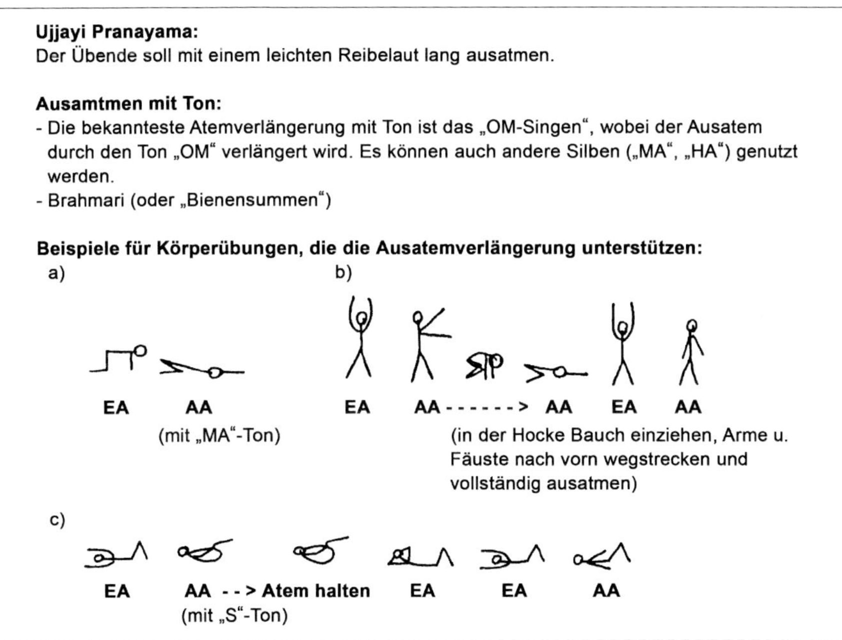


**Anmerkung: EA**: Einatmung; **AA**: Ausatmung

***Tafel 4.8:*** *Beispiele für ausatemverlängernde Methoden des Yoga*

3) ***Untersuchungen zu psychologischen und physiologischen Aspekten des Pranayama***
Wie bereits aufgezeigt wurde, nimmt die Atmung im Yoga einen wichtigen Platz ein. Der Atmungsaspekt im Hatha-Yoga wurde sowohl psychologisch, als auch physiologisch wissenschaftlich unzureichend untersucht. Hier sollen einige Studien zu Pranayama-Techniken genannt werden (s. Tafel 4.9):

- Nuernberger (1980, Replikation 1981) wies eine signifikante Abnahme von Stresssymptomen (EPI-Skala von Eysenck) nach einem Monat regelmäßig und selbständig durchgeführter Atemübungen nach (tiefe und regelmäßige Nasen-Zwerchfellatmung, Schulung des Atembewusstseins).
- In einer Untersuchung von Unger und Hofmann (1984, S. 282) beobachteten die jugendlichen Vpn, dass die Atmung für sie ein Mittel darstellt, um „sich zu entspannen, zu beruhigen und zu konzentrieren".
- Hardt (zit. nach Funderburk, 1977) nahm EEG-Untersuchungen bei Vpn während der Ausführung verschiedener Atemübungen vor. Bei einer langsamen und tiefen Atmung konnte eine höhere Alpha-Wellen-Häufigkeit beobachtet werden als bei einer schnellen, flachen Atmung.
- Es liegt eine Studie von Timmons, Salamy, Kamiya & Girdon (1972) vor, die die Brust- und Bauchatmung verschiedenen Wachheitsgraden im EEG zuordnete. Bei gemessener Alpha-Aktivität (entspannter Wachzustand) herrschte die Bauchatmung (Zwerchfellatmung) vor.
- Harvey (1983) stellte bei einer VG nach vierwöchiger Unterrichtung in Pranayama-Übungen im Vergleich zu einer KG eine Veränderung hinsichtlich mehrerer Stimmungsmaße fest. Die „Pranayama"-Teilnehmer zeigten u. a. eine verminderte Anspannung, Schläfrigkeit und Depressivitätstendenz. Harvey leitete daraus ab, dass Yoga-Atemübungen als Selbstkontrolltechniken wirksam sind, um die emotionale Befindlichkeit zu stabilisieren oder zu verbessern.

***Tafel 4.9:*** *Untersuchungen zu psychologischen und physiologischen Aspekten von Pranayama*

## 4.4 Ableitung zu Zielen des Kinderyoga

Jeder Kinderyogalehrer sollte sich vor der Absolvierung eines Kinderyogakurses Ziele stellen, die er erreichen möchte. Die Zielerreichung sollte unter Zuhilfenahme von einfachen Messinstrumenten (z.B. Beobachtungsbögen, Fragebögen an Eltern, Lehrer, Kinder, einfache physiologische Messverfahren, z.B. Pulsmessung) reflektiert werden. Dadurch entsteht auf Grundlage einer empirischen Datenbasis eine kritische Distanz zur eigenen Methode und gleichzeitig erhöht sich die Transparenz gegenüber Eltern, Lehrern und Auftraggeber.
Die Zieleinteilung erfolgt für Interventionen nach Hager und Hasselhorn (2000) in allgemeine Ziele, spezifische Ziele, fakultative Ziele (siehe Tafel 4.10). Man sollte sich nur solche Ziele setzen, die man auch beobachten und deren Zielerreichung man auch beantworten kann.

**Spezifische Ziele**
Prozessziele (Sitzungswirkung)
*Psychologische Ebene:*
- psychologische Wahrnehmung einer größeren Entspannung, besseren Stimmung, höhreren Vitalitätsempfindens
- Abnahme agressiven, gealtvollen Verhaltens, Abnahme von Angst (bisher nicht nachgewiesen)

*Biologische Ebene*
- Cortisolabnahme
- Testosteron-Abnahme (bisher nicht nachgewiesen)
- Immunglobulin A (nachgewiesen)
- Autoregulativer Effekt von Kinderyoga (Einstellung des vegetativen Arbeitspunktes, widersprüchliche Ergebnisse)

**Effektziele:**
*Psychologische Ziele*
- Zunahme von positiven Ressourcen-Potenzialen beim Kind (u.a. körperliches Wohlbefinden, physische Balancefähigkeit, Abnahme Impulsivität, Angstabbau, Zunahme Emotionaler Balance u.a.)
- Verbesserung bzgl. impulsiver Verhaltensweisen, Abbau von Hyperaktivität
- Konzentrationssteigerung
- Transferwirkung in den Alltag von Kindern bzgl. der Anwendung der Yogaübungen in den Alltag (nachgewiesen)

*Biologische Ziele:*
- Erreichung des Idealen Körpergewichts, Steigerung der Körperfestigkeit (nachgewiesen)
- Steigerung der kardiovaskulären Leistungsfähigkeit (nachgewiesen)
- Anärobe Kraftentwicklung (nachgewiesen)
- Zunahme Erholungsfähigkeit am Parameter Herzfrequenzvariabilität (nachgewiesen)

**Fakultative Ziele**
- Zufriedenheit der Kinder mit dem Yogakurs

***Tafel 4.10:*** *Beispiel-Einteilung der spezifischen und fakultativen Ziele nach Hager & Hasselhorn (2000)*

# 5. Wissenschaftliche Untersuchungen zum Yoga mit Kindern

Yoga mit Kindern erfreut sich in Deutschland immer größerer Beliebtheit, da in der Praxis viele positive Wirkungen festgestellt wurden. Wie bereits im ersten Kapitel beschrieben wurde, sind Kinder und Jugendliche in der heutigen Zeit vielfältigen Belastungen ausgesetzt. Als Unterstützung zur Bewältigung dieser, bietet sich eine Entspannungsmethode an, die die Autoregulation fördert und auf das Bewegungsbedürfnis dieses Alters abgestimmt ist, wie es beim Yoga der Fall ist. Um wirklich jedem Kind die Chance zu bieten, diese Entspannungsmethode zu nutzen, ist es aber notwendig vor allem Institutionen wie Schule und Kindergärten von seiner Wirksamkeit zu überzeugen. Dazu sind wissenschaftliche Untersuchungen unerlässlich. Im Folgenden soll deshalb ein Überblick über den aktuellen Forschungsstand zum Yoga mit Kindern gegeben werden. Fokussiert werden hier vor allem wissenschaftliche Dissertationen, da nur solche Arbeiten die Anforderungen der Zulassung von Yoga an Schulen usw. erfüllen. Außerdem wird ein Überblick über Veröffentlichungen in Zeitschriften gegeben. Die Ergebnisse der Recherchen werden nachfolgend jeweils für die nationale und internationale Forschung vorgestellt.

## 5.1 Nationale Forschungsarbeiten zum Yoga mit Kindern und Jugendlichen

Bis Anfang der 90er Jahre existierten in Deutschland keine hochwertigen wissenschaftlichen Arbeiten zum Yoga mit Kindern und Jugendlichen in Deutschland. Eine Recherche von Fuchs (1990) ergab lediglich zwei Diplomarbeiten in Deutschland, die dieses Thema aufgriffen, wobei eine dieser Arbeiten jedoch eher eine Literaturaufarbeitung mit der Dokumentation von Standards und Perspektiven des Kinderyoga bzw. qualitative Beschreibung der Wirkungen darstellt.

### *5.1.1 Entwicklung der empirischen Forschung zum Kinderyoga in Deutschland – Evidenzbasierte Yogaprogramme für Kinder und Jugendliche*

Für Weishaupt und Dinges (2008) beginnt die Yogaforschung auf hohem wissenschaftlichem Niveau 1994 mit dem Dissertationsprojekt von Marcus Stück an der Universität Leipzig (siehe Originalartikel, Kapitel 5.3).

Er arbeitete zwei Jahre mit Mittelschülern einer Leipziger Schule und entwickelte ein praktikables Yogaprogramm, dass er mit wissenschaftlichen Methoden untersuchte. Ein erster wissenschaftlicher Kinderyoga-Artikel erschien dann 1995 in einem indischen Yoga-Therapie-Journal Stück (1995). In demselben Jahr startete auch die erste Tagung zum Yoga in der Schule in Essen, wo die ersten Forschungsergebnisse dieser Arbeiten vorgestellt wurden.
Stück gelang es mit seiner 1997 veröffentlichen Dissertation „*Entwicklung und Evaluation eines Entspannungstrainings mit Yogaelementen für Mittelschüler als Bewältigungshilfe für Belastungen*“ die Praxis des Kinderyogas und wissenschaftliche Arbeit zu koppeln und er öffnete so den Weg des Yogas in Institutionen wie Schulen.
Damit war ein Durchbruch gelungen auch für weitere Forschungen, denn Yoga für Kinder war kein Subjekt nongrata mehr an akademischen Einrichtungen und bei Krankenkassen.

Die Arbeit von Stück, war eine mutmachende Grundlage für weitere Wissenschaftler, wie Suzanne Augenstein und Nicole Goldstein, sich dem Thema anzunehmen, weitere Programme zu entwickeln und zu evaluieren. Wie es Suzanne Augenstein einmal formulierte (März. 2006, pers. Mitteilung). „*Am Anfang gab es Nichts. Wir haben Marcus Stücks Arbeit genommen und hatten als Wissenschaftler etwas zum Festhalten und Orientieren.*“ Sie taten es mit Erfolg. Augenstein (2002) entwickelte und untersuchte ein Programm für Grundschüler und Goldstein (2002) ein störungsspezifisches Programm für Hyperaktive Kinder. Bis heute sind dies die drei einzigen deutschen Dissertationen zum Thema Kinderyogaprogramme.

Aus diesen Projekten wurden evidenzbasierte Yogaprogramme entwickelt, die heute in der Arbeit mit Kindern vielfach Anwendung finden. Evidenzbasiert bedeutet, dass die Programme und die Wirkungen der Programme in wissenschaftlichen Untersuchungen evaluiert wurden. Im Folgenden soll noch einmal genauer auf diese Arbeiten eingegangen werden.

### *5.1.2 Entspannungstraining mit Yogaelementen für Kinder – EMYK® (Stück, 1997)*

Im Rahmen einer psychologischen Dissertation an der Universität Leipzig führte Marcus Stück von1994 bis 1997 mit 21 Kinder einer Leipziger Mittelschule im Alter von 12 bis 13 Jahren ein Entspannungstraining mit Yogaelementen durch. Das von ihm entwickelte Programm umfasste 18 Sitzungen[3], verteilt auf zwei

3 Mittlerweile wurde das Programm auf 15 Sitzungen verkürzt und es gibt eine Kita-Version.

Sitzungen pro Woche von 60 Minuten Dauer und wurde im Rahmen eines Kursangebotes nach der Schule durchgeführt.

1) ***Konzeption***
   Eine Sitzung beinhaltet drei Elemente (s. Tafel 5.1). Die Vermittlung der in den drei Teilen enthaltenen Übungen erfolgte nach einem strukturierten Programm.

| |
|---|
| ***Anfangsentspannung*** (1.–10. Minute): Dadurch Umschaltung von der Außenorientierung im Alltag zur im Training angestrebten Innenorientierung; Vorbereitung auf den nachfolgenden Yogateil; Vermittlung und Einübung von Atemtechniken zur Selbstregulierung. |
| ***Yogateil*** (10.–40. Minute): Vermittlung und Einübung ausgewählter Asana und Yogareihen (Ziel: neben den unmittelbaren Effekten des Yoga-Übens das Beherrschen der Asana zum Selbstentspannen bzw. zum „Ab- und Umschalten" auch außerhalb des Trainings erreicht werden). jedes Kind entwickelt seine eigene Yogareihe und leitet dann als „Yogalehrer" die Gruppe an. |
| ***Abschlussteil*** (40.–60. Minute): Meditations-, interaktive und sensorielle Übungen, Phantasiereisen u. a. mit Selbstinstruktion, Massagen (Ziel: von der psychomotorischen Aktivität des Yogateils soll zur imaginären Selbstregulation, zur emotionalen Innenschau bzw. zur Erfahrung von Ruhe und Stille ohne körperliche Aktion umgeschaltet werden). |

***Tafel 5.1:*** *Konzeption des Entspannungstrainings mit Yogaelementen (EMYK®)*

2) ***Evaluation***
   Ausgehend von den Problemstellungen aus Theorie und Praxis ergaben sich für die Evaluation des Entspannungstrainings mit Yogaelementen folgende Fragestellungen:

   1. Ist das Entspannungstraining mit Yogaelementen geeignet, um kurz- wie langfristig persönlichkeitsstabilisierende Effekte zu erreichen und auf diesem Wege zugleich Schulstress abzubauen?
   2. Ist das Training geeignet, Prüfungsängste abzubauen?
   3. Ist die verwendete Methode für Kinder und Jugendliche attraktiv?

   Als Auswertungsinstrumentarium diente ein mehrdimensionales Verfahren. Neben der Messung des Stressindikators „Hautwiderstand" zu Beginn der Übungsreihe und an deren Ende wurden u. a. Schüler und Lehrer zu ihren Erfahrungen und Beobachtungen befragt.

   Die wesentlichen Ergebnisse lassen sich wie folgt beschreiben (s. Tafel 5.2)

***Geeignetheit***
Das Entspannungstraining mit Yogaelementen ist „*als längerfristiges Kursangebot für Schüler*“ geeignet und attraktiv. Die Freude an den Übungen des Trainings wurde in einer aktiven Trainingsbeteiligung und einer hohen Trainingsmotivation der Schüler sichtbar, was auch von den Eltern bestätigt wurde. Yoga weist besondere Merkmale auf (u. a. Handlungsbezogenheit, Erlebnis- und Bewegungsorientiertheit), die diese Methode für Schüler attraktiv werden lässt.

***Transferwirkung***
Die Schüler haben die Übungen angenommen und gelernt, sie als „*Handwerkszeug zur Selbstregulation*“ selbständig anzuwenden. Wie nachgewiesen werden konnte, setzten die Vpn die erlernten Übungen auch über das Training hinaus selbständig fort und zur Selbstregulation ein. Die Übungen (Asana, Atemtechniken, Selbstinstruktion) wurden u. a. zum internalen Coping in Belastungssituationen, zur Ärgerkontrolle, als Konzentrationshilfe und zur Verbesserung des Wohlbefindens eingesetzt.

***Scheu und Zurückhaltung im Sozialkontakt***
Die gefundenen signifikanten Veränderungen in der VG deuten darauf hin, dass die Trainingsteilnehmer ihre Kontaktfähigkeit, d. h. ihre Unsicherheit im Umgang mit anderen, langfristig verbessern konnten. Offensichtlich halfen in diesem Transferprozess die im Training gewonnenen Gruppenerfahrungen im Umgang mit anderen.

**Extravertierte Aktivität**
Die Vpn der VG zeigten als Langzeiteffekt signifikant weniger extravertierte Aktivität, d. h. ihre Handlungen sind weniger nach außen gerichtet. Dagegen lässt sich eine zunehmende Verlagerung in Richtung einer Innenorientierung vermuten. Das Erlernen von Aktivitäten auf internen Regulationsniveaus stellt eine im Training zu erlernende Fähigkeit dar.

**emotionale Ausgeglichenheit**
Die signifikanten Verbesserungen hinsichtlich der *emotionalen Ausgeglichenheit* zeigen, dass die Kinder infolge des Trainings ihre Fähigkeit verbesserten, in leistungs- und sozial relevanten Situationen auf äußere Stimuli weniger ängstlich erregt, d. h. ausgeglichener zu reagieren.

**Impulsivität**
Signifikante Langzeiteffekte zeigten sich hinsichtlich des *Selbsterlebens von Impulsivität* in der VG im Unterschied zur KG. Dieser Befund zeigt, dass das für Belastungssituationen wichtige, reflexive Einhalten eines Moments in Ruhe und Besinnung vor der Reaktion mit Hilfe der Übungen des Entspannungstrainings langfristig erlernt wurde.

**Schulunlust**
Die langfristigen signifikanten Veränderungen auf der AFS-Skala *Schulunlust* deuten darauf hin, dass die schulbegleitende Maßnahme des Entspannungstrainings mit Yogaelementen einen positiven Einfluss auf die Schulmotivation der Teilnehmer genommen hat.

**Entspannungswirkung**
Durch „*psychophysiologische Messmethoden (Messungen der elektrodermalen Aktivität) und subjektive Schätzskalen*“ konnten „*unmittelbare Entspannungswirkungen und eine Verbesserung im Wohlbefinden infolge der Trainingssitzungen*“ nachgewiesen werden. Damit konnten entsprechende Ergebnisse aus dem Erwachsenenbereich bestätigt werden, wonach Yoga kurz- und langfristige Entspannungseffekte auslöst (Arpita, 1983, zit. nach Unger & Hofmann, 1984; Ebert, 1986).

***Tafel 5.2:*** *Ergebnisse der Evaluation von EMYK®*

3) ***Weiterführende wissenschaftliche Untersuchungen und Entwicklungen zu EMYK®***
In einem mehrjährigen Entwicklungs-, Erprobungs- und Evaluationszeitraum (1994–2001) wurde EMYK® zunächst mit Schülern verschiedener Schultypen (Grundschule, Mittelschule, Gymnasium) weiterentwickelt und erprobt.
Ab 2007 wurde EMYK® auch für die Altersgruppe 3–6 Jahre adaptiert und wird seitdem in der Kita zur Entspannung, aber auch zur Förderung der motorischen Beweglichkeit und Koordinationsfähigkeit eingesetzt und mit anderen Programmen kombiniert (s. Kapitel 5.4).

*a) Physiologische Maße zur Messung der Entspannungsreaktion*
Neuere Untersuchungen an der Universität Leipzig beziehen dabei vor allem physiologische Maße zur Evaluation der Wirkungen des Programmes ein.
Als Zeichen einer gelungenen Entspannung infolge einer Trainingssitzung sollte bei den Kindern eine Verringerung der Herzfrequenz und des systolischen Blutdrucks gemessen werden können. Diese beiden Parameter geben unmittelbar Aufschluss über den Grad der Aktivierung des Körpers und damit über die Frage, ob sich ein Mensch in einem angespannten oder entspannten Zustand befindet.
Eine vergleichbare Information liefert außerdem die Konzentration des Stresshormons Cortisol im Organismus, da dieses durch Stressbelastung vermehrt aus dem Nebennierenrinde ausgeschüttet wird. Immunglobulin-A ist ein Antikörper zur Stärkung der Immunabwehr und wird im entspannten Zustand vermehrt ausgeschüttet.
Eine Bestimmung des momentanen Immunglobulin-A- und Cortisolspiegels ist durch die Entnahme und Analyse von Speichelproben in einer für die Kinder unproblematischen Form möglich. Als Effekt der einzelnen Sitzungen des EMYK® sollte sich im Zuge der Entspannung demnach der Cortisolgehalt im Speichel der Kinder verringern und der Immunglobulin-A-Gehalt des Speichels erhöhen.
Messungen der absoluten Herzfrequenzvariabilitäten sollten einen steigenden Trend zeigen. Das würde für eine zunehmende Herzkohärenz, d.h. einer verbesserten Balance zwischen Sympathikus und Parasympathikus und somit für einen Entspannungserfolg sprechen.

Die Veränderung der Pulsfrequenz und des systolischen Blutdrucks bei Kindern durch das Üben von Yoga (EMYK®) wurde bereits 2008 im Rahmen des Projektes Fair sein (Lahm et al., 2009, s. unter Kapitel 5.4) an einer Stichprobe von 32 Kindern untersucht. Bei sieben von acht Sitzungen ergab sich eine Verringerung der mittleren Pulsfrequenz bei den Kindern. Für den systolischen Blutdruck konnte dies bei sechs Trainingseinheiten festgestellt werden. Das spricht dafür, dass sich auf körperlicher Ebene bei den Kindern eine Entspannungsreaktion eingestellt hat.
In Abbildung 5.1 sind beispielhaft die mittleren Werte der Pulsfrequenz aller anwesenden Kinder vor und nach dem Training dargestellt.

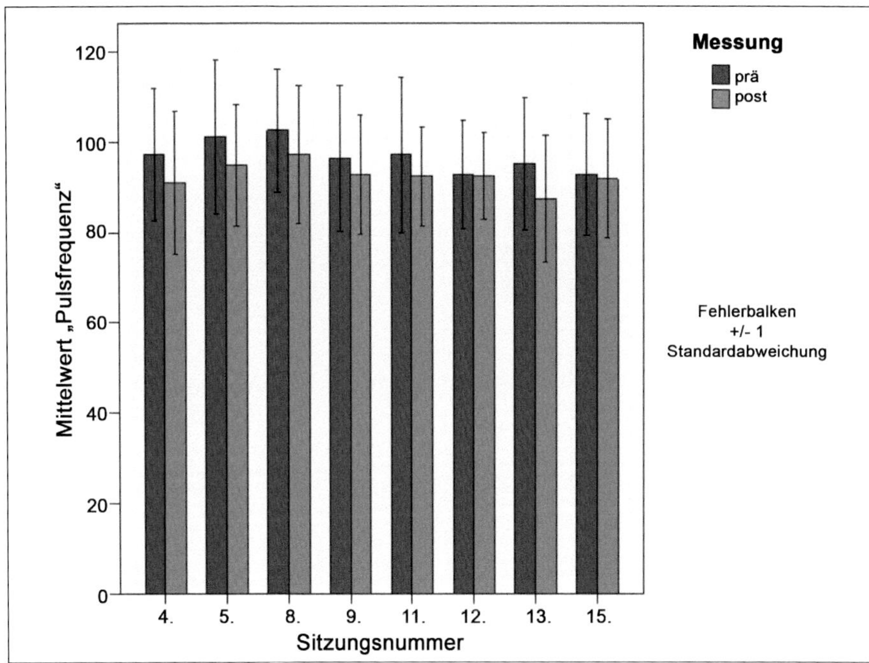


***Abbildung 5.1:*** *mittlere Werte der Pulsfrequenz aller anwesenden Kinder vor und nach dem Training. Auf der horizontalen Achse ist die Nummer der Sitzung, bei der gemessen wurde, abgetragen (insgesamt 15 Sitzungen).*

Von den teilnehmenden Kindern wurden außerdem bei drei Trainingseinheiten Speichelproben vor und nach jeder Sitzung genommen um die Cortisol und Immunglobulin-A-Konzentration zu messen.
Dabei konnten signifikante Effekte gefunden werden, das bedeutet, dass es innerhalb der Sitzungen zum Absinken des Cortisolspiegels und zur Erhöhung des Immunglobulin-A-Gehalts als Zeichen der Entspannung kam (s. Tabellen 5.1, 5.2, Abb. 5.2, 5.3).

| **Messzeitpunkt** | **Juli 2008 Prae** | **Juli 2008 Post** |
|---|---|---|
| **Cortisol (18 gültige Messungen) Mittelwert** | .1818 | .1174 |
| **Signifikanz (2-seitig); α = 0.05** | .007* | |

***Tabelle 5.1:*** *Werte für Cortisol*

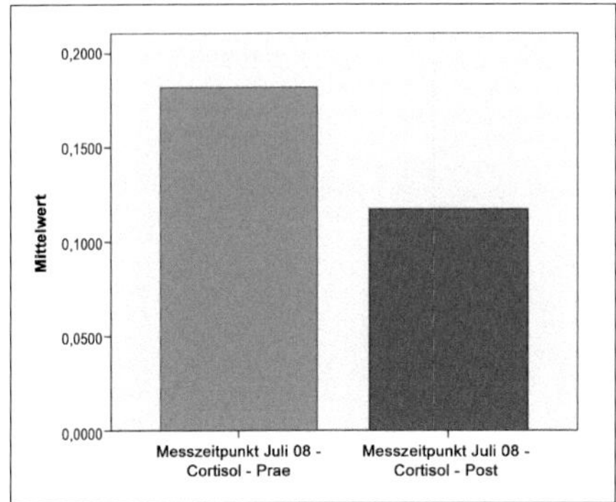


***Abbildung 5.2:*** *Mittelwerte der Stichproben für Cortisol*

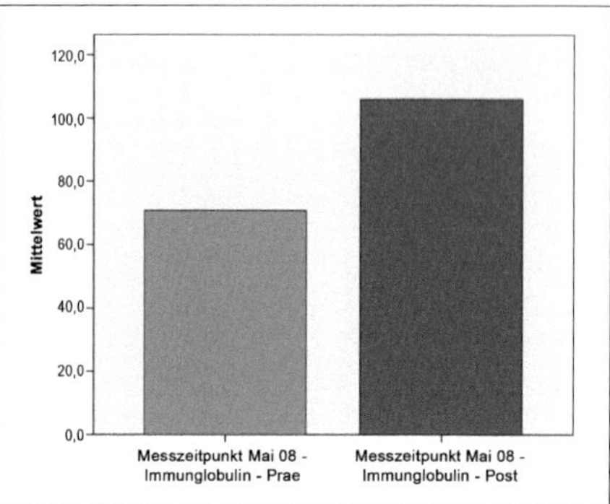


***Abbildung 5.3:*** *Mittelwerte der Stichproben für Immunglobulin-A*

| **Messzeitpunkt** | **Mai 2008 Prae** | **Mai 2008 Post** |
|---|---|---|
| **Immunglobulin-A (22 gültige Messungen) Mittelwert** | 70,66 | 105,91 |
| **Signifikanz (2-seitig); α = 0.05** | .008* | |

***Tabelle 5.2:*** *Werte für Immunglobulin-A*

Derzeit wird außerdem eine Stichprobe mit Kindern an der Universität Leipzig im Rahmen Diplomarbeit (Görbing & Ludwig, 2011) untersucht. Dabei wird unter anderem die Herzfrequenz der Kinder gemessen.
Die Herzfrequenz ist ein Indikator für die parasympathisch gesteuerte Entspannungsfähigkeit der Kinder. Kinder besitzen im Vergleich zu Erwachsenen eine ungleich höhere Herzfrequenz. Wie in den exemplarischen Kurven ersichtlich, variiert die Herzfrequenz individuell stark über den Verlauf einer Übungsstunde von 45 Minuten. Oft zeigt die Trendlinie (schwarz durchgezogene Linie) über den Verlauf der Sitzung tendenziell ansteigende Werte an. In Anbetracht der Neuheit des Programmes für die Kindes ein zu erwartendes Ergebnis.

Im Verlaufe der 15 EMYK®-Sitzungen war eine stetige Zunahme der durchschnittlichen Herzfrequenzvariabilitäten zu beobachten (Abb. 5.4). Sowohl in der Prä- als auch in der Post-Messung zeigen die Kinder zunehmend bessere Werte. Der Trendverlauf der Post-Messung bildet einen sichtbaren Interventionseffekt im Vergleich zur Prä-Messung ab.
Das spricht für eine zunehmende Herzkohärenz, d.h. einer verbesserten Balance zwischen Sympathikus und Parasympathikus und somit für einen Entspan-

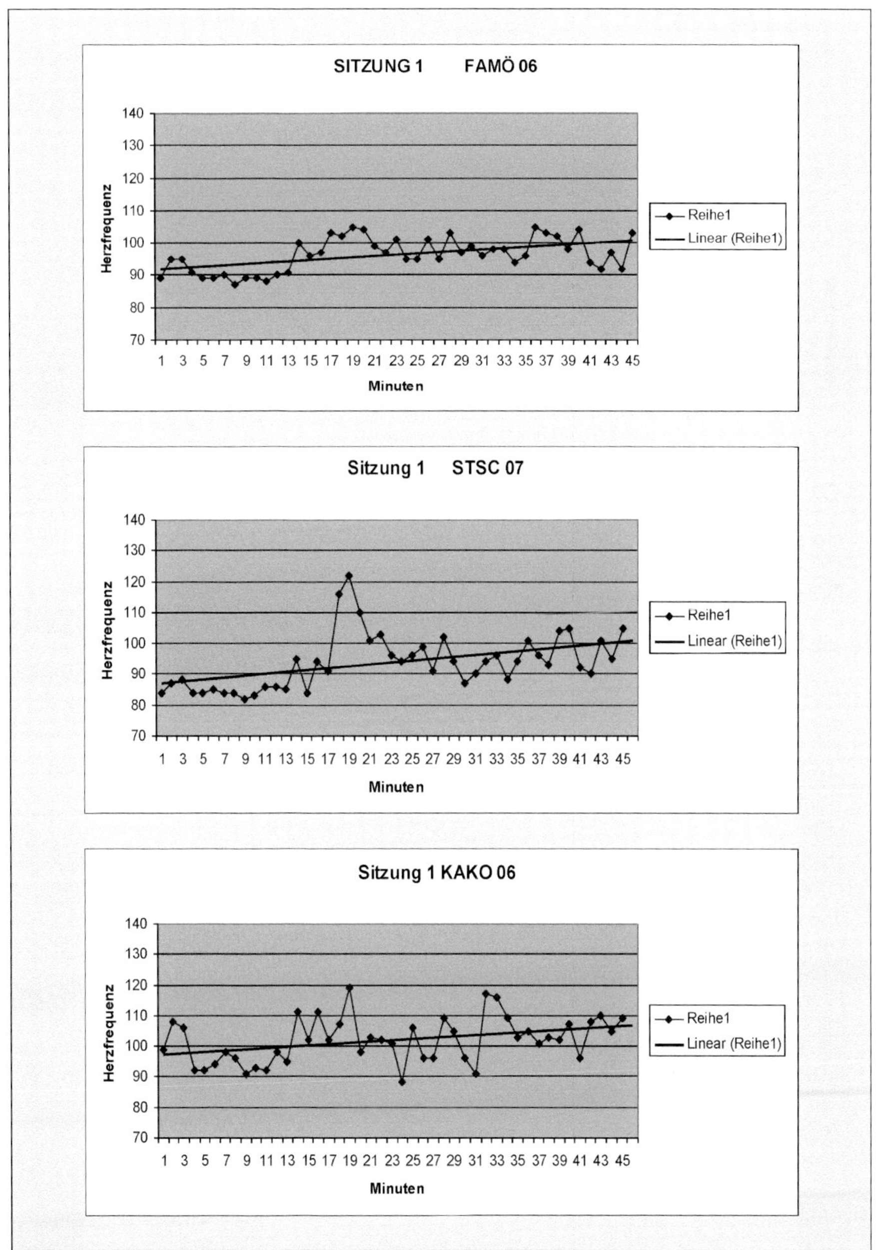


***Tafel 5.3:*** *Darstellung der Herzfrequenz für drei Kinder über die erste Sitzung EMYK®*

nungserfolg. Die zunehmend besseren Ausgangs- und Endwerte der Kinder lassen auf einen mittelfristigen Transfereffekt ihrer Entspannungsfähigkeit schließen (Görbing & Ludwig, 2011).

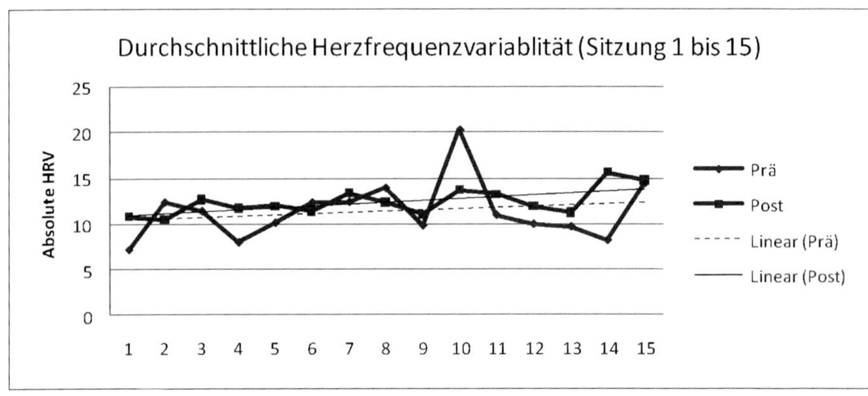


***Abbildung 5.4:*** *Darstellung der durchschnittlichen Herzfrequenzvariabilität über die 15 Sitzungen hinweg*

b) *Belastungsreduktion bei Posttraumatischen Belastungsstörungen*
Seit 2005 wird der Einsatz von EMYK® zur kindlichen Belastungsreduktion bei Posttraumatischen Belastungsstörungen an der Universität Leipzig untersucht.
Der Ansatz stützt sich auf Veröffentlichungen zu körperbezogener Psychotherapie, die in Falldarstellungen zeigen, dass es sich bei Missbrauch und Misshandlungen bewährt hat, nicht nur verbal, sondern auch körperlich mit den Patienten zu arbeiten (Stück et al., 2010).
So wurde das Programm 2005 nach der Tsunami-Katastrophe in Sri Lanka und 2006 in einem Kinderheim bei Johannisburg (Südafrika) zur Krisenintervention bei Posttraumatischen Belastungsstörungen eingesetzt.
2009 entwickelte und evaluierte Dr. Samudra Senarath an der Universität Leipzig ein integratives Programm mit Yoga (EMYK®), Tanztherapie und Maltherapie für Kinder mit Posttraumatischen Belastungsstörungen.
Bei der Untersuchung mit 78 Kindern ergab sich eine signifikante Reduktion der typischen Symptome, wobei die Kinder das EMYK® am attraktivsten fanden.

### *5.1.3 Körperorientiertes Programm (KOP), Augenstein, 2002*

Dr. Suzanne Augenstein verfasste 2002 eine Dissertation mit dem Titel „Auswirkungen eines Kurzzeitprogramms mit Yogaübungen auf die Konzentrationsleistung bei Grundschulkindern" über Entwicklung und Evaluation eines Körperorientierten Programms (KOP) für Vor- und Grundschulkinder an der Universität GH Essen.

***1) Konzeption***

Das Training soll über körperliche Übungen eine ganzheitliche Schulung der Konzentration bewirken. Es ist für Kinder im Alter von 5 bis 10 Jahren konzipiert. Dabei kann es von dafür geschulten Lehrern oder Kursleitern direkt in der Klasse vermittelt werden (Augenstein, 2002).
Im Training werden einfach auszuführende Asanas spielerisch integriert. Diese Übungen dienen vor allem zur Stärkung der Muskulatur des Halteapparates.
Zusätzlich verwendet Augenstein folgende Verfahren:

- Verhaltensregulierung
- Atemübungen
- Meditation über ein attraktives Objekt (ebenda)

Den Ablauf des Programms beschreibt Augenstein (2002, S. 150) folgendermaßen (s. auch Tafel 5.4):
*„Das Training umfasst insgesamt 10 Unterrichtseinheiten. Die Trainingszeit pro Unterrichtseinheit beträgt 45 Minuten. Um unterschiedlichen Unterrichtssituationen gerecht zu werden wurde eine flexible Programmstruktur gewählt, die Raum für individuelle Anpassungen im Unterrichtsverlauf lässt. Das Trainingsprogramm folgt einem strukturierten Ablauf, erlaubt aber Schwerpunktsetzungen, die sich an der realen Unterrichtssituation und an den körperlichen Voraussetzungen der Schülerinnen und Schüler orientieren. Um die Kinder zu einem selbstständigen Üben zu motivieren, werden ihnen zur Orientierung am Ende jeder Unterrichtseinheit Abbildungen der eingeführten Übungen ausgehändigt, die sie in einem Hefter ablegen können."*

| Übungsstunde (45 Minuten) |
|---|
| 1. *Begrüßungszyklus* (5 Minuten) |
| 2. *Basisprogramm*, ergänzt um jeweils neue Übungen (20 Minuten) |
| *Spielphase* (10 Minuten) |
| 3. *Meditative Übung* (10 Minuten) |

***Tafel 5.4:*** *Struktur einer Übungsstunde (aus Augenstein, 2002, S.151)*

Zur Konzentrationsschulung wurden verschiedene Gleichgewichtshaltungen des Yoga und meditative Übungen mit konzentrationsfördernden Materialien eingesetzt.
Zur Schulung des Sozialverhaltens wurden Gruppen- und Partnerübungen eingesetzt.

2) ***Evaluation***
Die Evaluation des Programms wurde im Zeitraum Mai 2000 bis März 2001 durchgeführt.
Es wurden insgesamt über 200 Kinder in der Altersgruppe von 5 bis 10 Jahren untersucht. Diese wurden drei Gruppen zugeordnet:
Gruppen mit Yogatraining, Gruppen mit Alternativtraining (Psychomotoriktraining), Kontrollgruppen ohne Training.

3) ***Ergebnisse***

| ***Geeignetheit*** Das Trainingsprogramm erwies sich als sehr gut geeignet. Das Programm wurde von den Kindern auch nach Beendigung des Trainings selbständig geübt (Augenstein, 2002). Auch Kinder mit ungünstigen Voraussetzungen wie Übergewicht und Verhaltensauffälligkeiten werden durch das Programm angesprochen. |
|---|
| ***Konzentration*** Es zeigte sich eine Überlegenheit des Yoga-Trainings hinsichtlich der Verbesserungen der Konzentrationsleistung. |
| ***Motorik*** Die motorischen Leistungen verbesserten sich durch das Yogatraining deutlich. |
| ***Sozialverhalten*** Über die körperlichen Wirkungen hinaus konnte eine Verbesserung der sozialen Verhaltensweisen der Kinder festgestellt werden. |

***Tafel 5.5:*** *Ergebnisse der Untersuchung von Augenstein*

4) ***Weiterführende Evaluation des Programms***
Das Körperorientierte Programm (KOP) für Kinder wird mittlerweile bundesweit und im Ausland (Schweiz, Niederlande, Luxemburg) an vielen Einrichtungen (v.a. als fester Bestandteil an Grundschulen) verwendet (DGZP, 2010[4]). Dabei wird das Programm von Dr. Suzanne Augenstein u. a. fortlaufend evaluiert (ebenda).
So konnten folgende zusätzliche Wirkungen des KOP festgestellt werden (Tafel 5.6):

### *5.1.4 Training zur Förderung der Aufmerksamkeit und Konzentration (TAK) Goldstein, 2002*

Ebenfalls 2002 veröffentlichte auch Dr. Nicole Goldstein eine Dissertation zum Thema Kinderyoga an der Pädagogischen Hochschule Heidelberg. Sie trägt den Titel „Übungen des klassischen Hatha-Yogas als Interventionsmaßnahme bei Grundschulkindern mit expansiven Störungen".

4 Homepage deutsche Gesellschaft für Zentrierungspädagogik. URL: http://zentrierungspaedagogik.de

- deutliche Verbesserungen in der muskulären Leistungskraft bereits nach einer kurzen Übungszeit von 10 Trainingseinheiten zu 45 Minuten.
- Verbesserung bei Koordination, Gleichgewicht, Körperwahrnehmung nach 10 Trainingseinheiten.
- Übertragbarkeit des Konzepts auf unterschiedliche pädagogische Einsatzfelder (bisher liegen Ergebnisse zur Übertragbarkeit in die Sprachheilpädagogik und in sozialpädagogische Einsatzgebiete vor).
- Möglichkeit zur Einbindung des KOP in unterschiedlichen strukturellen Kontext: z. B. Regelunterricht, AGs, Über-Mittag-Betreuung.
- Hohes diagnostisches Potential einzelner Übungen

***Tafel 5.6:*** *wissenschaftlich evaluierte Wirkungen von KOP(aus Augenstein, DGZP[5])*

### *1) Konzeption*

Das Programm verbindet Hatha-Yoga mit konzentrativen Übungen. Es umfasste in seiner ursprünglichen Form 10 Übungseinheiten zu 60 Minuten (Goldstein,2002).

Den Aufbau einer Übungsstunde beschreibt Goldstein folgendermaßen (s. Tafel 5.7).

- Begrüßung und freies Spiel (10 bis 15 Minuten).
- Asanas (30 Minuten) mit Sonnengruß und Atemübungen. Die Körperhaltungen wurden den Vorlagen des Kinderyoga nach Satyananda entnommen.
- Konzentrative Übungen und Meditation (10 Minuten).
- Abschluss (5 bis 10 Minuten) mit Malen der Lieblingskörperhaltung in das dafür vorgesehene Übungsheft.

***Tafel 5.7:*** *Übungsaufbau einer Yogastunde war (aus Ausgenstein, 2002, S. 74 f.)*

### *2) Evaluation*

Goldstein untersuchte die Wirkung von Hatha-Yoga bei 20 Kindern im Alter von 7 bis 10 Jahren mit verschiedenen expansiven Störungen (Hyperkinetische Störungen mit und ohne Störung des Sozialverhaltens, Aufmerksamkeitsdefizitstörungen mit und ohne Hyperaktivität). Diese Kinder waren bereits in ärztlicher Behandlung.

Die Kinder wurden nach dem Zufallsprinzip auf vier Gruppen (5 Kinder) aufgeteilt. Zwei Gruppen erhielten zunächst über acht Wochen Yoga und nach einer sechswöchigen Pause ein achtwöchiges Bewegungstraining. Die beiden anderen Gruppen starteten mit dem Bewegungstraining und erhielten dann nach der Pause das Yogatraining.

5 ebenda

Mittels erprobter psychologischer Testverfahren sowie Verhaltensbeobachtungen wurde die Wirkung des Trainingsprogrammes auf die Kernsymptome Aufmerksamkeitsstörung, Hyperaktivität und Impulsivität geprüft.
Außerdem wurden die teilnehmenden Kinder, Eltern und Lehrer zu ihrer Zufriedenheit mit dem Training befragt.

3) ***Ergebnisse***
Insgesamt zeigte sich eine signifikante Abschwächung der Hyperaktivität und der Impulsivität, eine Verbesserung der Aufmerksamkeit und positive Auswirkungen auf das expansive Sozialverhalten. Vor allem die Kinder, die ausschließlich mit Ritalin als Therapieform behandelt wurden, zeigten die größten Effektstärken.

4) ***Weiterentwicklung***
Dr. Nicole Goldstein erweiterte in ihrem Buch „Hyperaktiv – na und … ?“ (Goldstein, 2003). das Übungsprogramm. Außerdem stellt sie Kopiervorlagen zu Asanas für Kinder und Arbeitsblätter für konzentrative Übungen zur Verfügung.

## 5.2. Internationale Forschungsarbeiten zum Yoga mit Kindern und Jugendlichen

International hat der überwiegende Teil der „Yogaforschung mit Kindern“ in Indien stattgefunden, weiterhin haben die USA dieses Thema untersucht.
Die meisten Untersuchungen zur Yogaforschung wurden dabei in Journalen veröffentlicht (85 %). Es existieren immer noch wenige Monographien bzw. Dissertationen zur „Yogaforschung mit Kindern. Mit Hilfe der Datenbank PsycINFO von 1974 bis 2010 fanden sich folgende Hinweise auf Dissertationen unter den Stichworten „Children“ und „Yoga“.

Bei den Dissertationen handelt es sich um eine Arbeit von Smith (1984) zum Thema *“An evaluation of the psychological effects of physical exercise on children”*.
Eine weitere Dissertation wurde 1989 von Kalayil zu dem Thema *“Controlled comparison of Progressive Relaxation and Yoga Meditation as methods to relieve stress in middle grade school children”* verfasst.
Eine Dissertation zum Thema *“The effects of yoga on attention in special education preschoolers”* wurde von Christine Baviello Voll (2009) verfasst. Sie evaluierte ein Yogatraining mit 8 Vorschulkindern hinsichtlich der Aufmerksamkeit und des Selbstkonzepts der Kinder, konnte aber keine Effekte des Trainings finden.
Shannon Price veröffentlichte 2008 eine Dissertation mit dem Titel *“Yoplay: Yoga based play therapie as a model of early intervention for inner city children at risk.”*

In der Arbeit geht es um Kinder in Städten, die aufgrund sozioökonomischer Umstände zur Risikogruppe für Verhaltensauffälligkeiten und Traumatisierung durch diese Verhältnisse gehören. Die Autorin belegt diese Argumente mit Forschungsarbeiten und beschreibt in Ihrer Arbeit die Eignung und Notwendigkeit von körperorientierten Methoden wie Spiel, Tanz und Yoga, die vor allem auf das Bewegungsbedürfnis der Kinder eingehen. Sie sieht darin einen Ansatz Traumatisierungen durch Armut und Stress vorzubeugen und die sozio-emotionale Entwicklung der Kinder zu stärken.
Neben einem Programm, das die Autorin für die Kinder entwickelt hat, enthält die Arbeit ebenfalls ein Ausbildungshandbuch für Lehrer.
Sie berichtet, dass das Programm nach Aussagen der Lehrer hilft, die Kinder zu beruhigen und zu reintegrieren und sie dadurch in engeren Kontakt mit ihrem Körper und ihren Emotionen treten konnten.
Nähere Informationen zu den Dissertationen können in der Datenbank „Dissertation-Abstracts-International" abgefragt werden.

## 5.3 Wissenschatliche Veröffentlichungen zum Yoga mit Kindern und Jugendlichen in Zeitschriften und Journalen

Im Folgenden werden Artikel in Zeitschriften und ähnliche Veröffentlichungen zu Untersuchungen zum Yoga mit Kindern dargestellt. Dabei setzt der Autor, die bereits 1996 durchgeführte Recherche in Literaturdatenbanken fort.

Es wurden weltweit existierende wissenschaftliche, Veröffentlichungen unter dem Stichwort „Yoga and children & adolescence" bzw. „Yoga mit Kindern und Jugendlichen" mit Hilfe folgender Datenbanken ermittelt:

- PsycINFO (englischsprachige Psychologieliteratur (Journale, Bücher, Dissertationen) 1974–2010),
- Medline (englischsprachige medizinische Literatur 1986–2010),
- *Psychlit* (englischsprachige Psychologieliteratur 1974–1996; Journalartikel und Bücher).

Auf den folgenden Seiten 80 und 81 ist ein Überblicksartikel über die Entwicklung der Kinderyogaforschung von Sven Weishaupt und Sascha Dinges abgebildet.

Special

# Kinderyoga als wissenschaftlich fundierte Methode

## Ein Überblick über die Entwicklung der Kinderyoga Forschung in Deutschland.

von Sven Weishaupt, Sascha Dinges

*Kinderyogastunde bei Yoga Vidya*

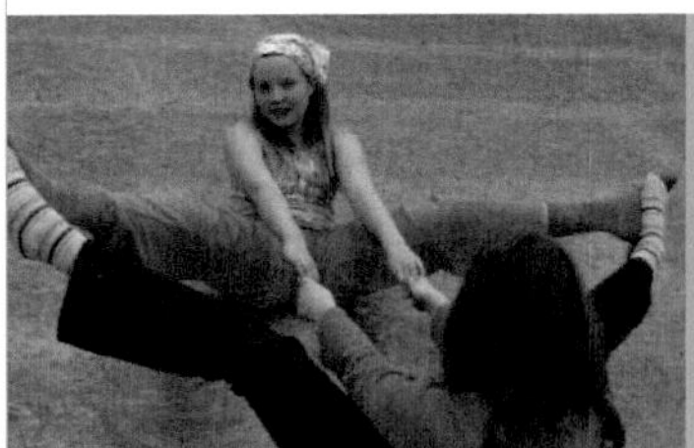

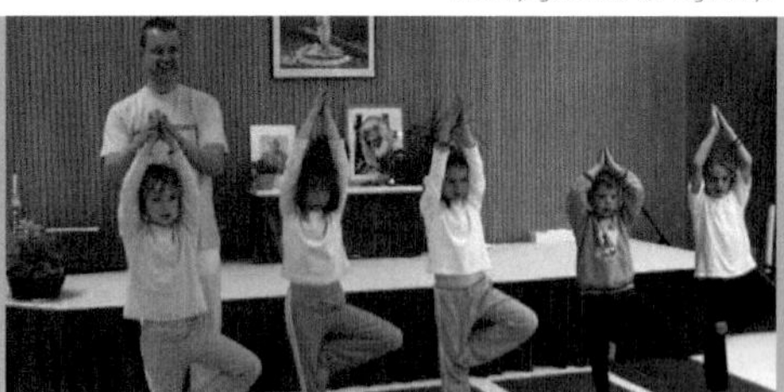

**Weltweit betrachtet ist die Kinderyogaforschung in Deutschland heute weit entwickelt, wie eine Analyse von Diplom-Psychologe Dr. Markus Stück 2003 ergab. Neben Indien nimmt Deutschland eine führende Position auf hohem wissenschaftlichem Niveau ein. Die Forschungsarbeiten tragen dazu, bei Eltern, Pädagogen und Krankenkassen für Kinderyoga-Projekte zu begeistern, weil man jetzt für Problembereiche, wie z.B. das Auftreten von Prüfungsangst bei Schulkindern (ca. 30-40% laut einer Studie von Stück, 2000) auch die Wirksamkeit von Yoga auf den Angstabbau mit Zahlen belegen kann. Die Ergebnisse geben zahlreiche wissenschaftlich fundierte Nachweise über die Wirkung von Yoga auf Kinder.**

**Wissenschaft und Kinderyoga** – die Anfangszeit

Die Geschichte der empirischen Forschung in Deutschland begann im Januar 1994 mit einem Dissertations-Projekt durch den Leipziger Diplom-Psychologen Dr. Markus Stück am Institut für Psychologie der Universität Leipzig. Damals hatte das Kinder-Yoga noch keine wissenschaftliche Reputation und die Skepsis war groß - seitens der Eltern, aber auch der Institutionen.

Es gab zwar einige Versuche: eine Diplomarbeit von Unger und Hoffmann an der Universität Hamburg und ein abgebrochenes wissenschaftliches Projekt mit Kinder-Yoga an Berliner Schulen im Jahre 2003. Eine Doktorarbeit jedoch, die von akademischen Gremien, wie z.B. der Ethik-Kommission und Begutachtergremien eingeschätzt und verteidigt werden musste gab es noch nicht. Marcus Stück war sich bewusst, dass solch eine Arbeit Türen für viele Yoga-Lehrer in der Praxis und in weiteren Universitäten öffnen würde.

**Yoga als wissenschaftlich evaluiertes Entspannungstraining**

Marcus Stück ist es in dieser schwierigen Zeit zum ersten Mal gelungen ein 15 Sitzungen umfassendes Yogaprogramm für Schulkinder der 5. und 6. Klassen zu evaluieren und zu entwickelten, welches den Namen "Entspannungstraining mit Yogaelementen für Kinder (EMYK)" erhielt. Neben den psychologischen Wirkungen, wie einer verbesserten Belastungsbewältigung und Konzentrationssteigerung und motorischen Wirkungen wie der Balancefähigkeit, wurden außerdem erstmals physiologische Effekte von Kinderyoga-Sitzungen erfasst. Dabei wurde die durch den Hautwiderstand messbaren Entspannungswirkungen in 70% der untersuchten Sitzungen festgestellt. Im subjektiven Entspannungsempfinden lag die Quote bei 80% in denen die Kinder die Sitzungen signifikant entspannter verließen. Damit war der Durchbruch für weitere wissenschaftlich standardisierte Yogaprogramme für Kinder und damit für die empirische studienbasierte Qualitätskontrolle, die von Krankenkassen und Ministerien immer wieder gefordert wird, bereitet. Suzanne Augenstein, die neben Nicole Goldstein 5 Jahre später ihre Dissertation an der Uni Essen schrieb, sagte zum 1. Kinderyoga-Kongress 2003 bei Yoga Vidya, dass Stücks Arbeit zu EMYK eine wichtige Pionierarbeit im Kinderyoga darstellte, an der sich die weiteren wissenschaftlichen Arbeiten orientieren konnten.

**Yoga als körperorientiertes Programm an Grundschulen**
Suzanne Augenstein entwickelte 2000 bis 2002 in einem dreijährigen Projekt das KOP-Körperorientiertes Programm, welches für den Einsatz in der Grundschule konzipiert wurde und worin sie Asanas und Pranayama bzw. auch Yama und Niyama so integrierte, dass Yoga auch im Klassenzimmer geübt werden konnte. Nicole Goldstein entwickelte 2000 - 2002 ein störungsspezifisches Yogaprogramm für Kinder mit Aufmerksamkeitsstörungen (TAK-Training Aufmerksamkeit und Konzentration mit Yoga). In diesem TAK-Programm wird erstmals Yoga mit verhaltensauffälligen Kindern angewandt und im Rahmen einer Therapiestudie untersucht. Die Ergebnisse der Studien von Augenstein und Goldstein bestätigen und wiederholen die gesundheitsförderlichen, motorischen, konzentrationssteigernden Effekte aus Stücks EMYK-Projekt und stellten zusätzliche Wirkungen des Kinderyoga fest (u.a. Verbesserungen sozialer Kompetenzen, störungsspezifische Verbesserungen bzgl. Hyperaktivität).

"Ursachen für kindliche Belastungssymtome liegen... auch in dem umgebenden System"

**Neue Entwicklungen im Kinderyoga: Systemisches Vorgehen**
Zur Geschichte des Kinderyoga gehört unbedingt ein Bereich, der seit 1999 beforscht wurde: die Arbeit mit den Lehrern und Eltern bzw. den Bedingungen. Da die Ursachen für kindliche Belastungssymptome und Verhaltensauffälligkeiten nicht nur im Kind selbst sondern auch in dem umgebenden System, bei Lehrern, Erziehern und den Bedingungen zu suchen sind, wurde in einem weiteren Groß-Projekt seit 1999 ein systembezogener Stressreduktionsansatz von Stück entwickelt, in dem neben Yoga mit Kindern auch Stressreduktions-Interventionen mit Yoga für Lehrer, Erzieher und Eltern wissenschaftlich untersucht wurden. Es wurde ein Stressreduktionstraining mit Yogaelementen für Lehrer/Innen und Erzieherinnen konzipiert, wobei in 10 Sitzungen mit verhaltenstherapeutischen Stressreduktionstechniken, aber auch mit Yoga und Meditation gearbeitet wird.

Ausserdem wurde LehrerInnen beigebracht, wie man Entspannungs- und Yogamethoden im Klassenzimmer einsetzt und wie man stresserzeugende Bedingungen im System Schule diagnostizieren kann. Die Analyse der Bedingungen ist notwendig, da Untersuchungen gezeigt haben, dass Yoga-Kurse in Schulen weniger Wirkungen zeigen, wenn man die stressauslösenden Faktoren nicht parallel dazu bearbeitet. Im Gegenteil: Lehrer ziehen sich in eine Schonhaltung zurück und wenden sich vom Schulalltag ab, um sich vor den „krankmachenden" Bedingungen zu schützen.

Dieser systemische Ansatz wurde auf seine Wirksamkeit hin untersucht und im Jahre 2007 als Habilitation an der Biowissenschaftlichen Fakultät der Universität Leipzig verteidigt (Stück, 2007; Schibri-Verlag). Das Stressreduktionstraining mit Yogaelementen für Lehrer und Pädagogen wurde 2006 in der Zeitschrift für Gesundheitspsychologie als von den Krankenkassen anerkanntes Training gelistet und erhielt 2005 zum zweiten Mal den Wissenschaftspreis der Pädagogischen Stiftung Cassianeum. Die Handbücher und die begleitenden Theoriebücher sind bzw. werden 2008 im Schibri-Verlag publiziert. Seit 2007 werden in Kooperation mit dem Sächsischen Kultusministerium Systemische Antistresstrainer ausgebildet, die mit Yoga für Kinder, Lehrer, Entspannungs- und Yogatechniken im Unterricht und Bedingungsanalysen an Schulen arbeiten können.

Literatur:
*Siehe www.bildungsgesundheit.de. Weitere Ergebnisse u.a. zum selbstständigen Übungsverhalten und Lehrer-bzw. Elternbefragungs-Ergebnisse sind bei Stück (1995, 1997, 1998, 2008) nachzulesen, weiterführende wissenschaftliche Projekte und Veröffentlichungen sind in den Datenbanken Psyndex, PsychInfo und Medline einsehbar.*

*Im September 2008 wird außerdem eine Zusammenfassung der wissenschaftlichen Befunde zum Kinder-Yoga im Schibri-Verlag erscheinen (Stück, 2008) Yoga für Kinder und Lehrer: Preisgekrönte wissenschaftlichen Arbeiten 1997 und 2005 Prof. Schmidt (Univ. Eichstätt), PD Dr. Marcus Stück (Univ. Leipzig), Dr.A.Xaver (Auer Verlag).*

### 5.3.1 Ergebnisse in Medline

| Autoren | Inhalt |
|---|---|
| Uma, Nagendra, Nagarathna, Vaidehi & Seethalakshmi (1989) | ***Inhalt:*** Durchführung eines strukturierten Yogaprogramms (Asana, Pranayama, 5 Stunden pro Woche) mit 45 geistig zurückgebliebenen Kindern an einer Spezialschule in Bangalore (Indien). Die KG bestand aus 45 Schülern.<br>***Ergebnisse:*** signifikante Steigerung des Intelligenzquotienten und der sozialen Adaptation. |
| Savic, Pfau, Skoric, Spasojevic (1990) | berichten von Erfolgen in der sechsmonatigen Yoga-Arbeit mit 15 Kindern (10 Jahre alt) mit Haltungsfehlern. |
| Jain, Rai, Valecha, Jha, Bhatnagar, Ram (1991) | ***Inhalt:*** Yogaprogramm mit 46 jugendlichen Asthmatikern.<br>***Ergebnis:*** Verminderung der Symptome und der Medikamenten-Einnahme. |
| Bera & Rajapurka (1993) | ***Inhalt:*** Untersuchung an 40 yogaübenden Highschool-Schülern (12–15. Lj.) bzgl. Kardiovaskulärer Leistungsfähigkeit, Körperbau und anaerober Kraft (Kraftausdauer).<br>***Ergebnisse:*** Ideales Körpergewicht (↑), Körperfestigkeit (↑), kardiovaskuläre Leistungsfähigkeit (↑), anaerobe Kraft (↑). |
| Telles, Hanumanthaiah, Nagarathna & Nagendra (1994) | ***Inhalt:*** Studie zur Verbesserung der statischen motorischen Fähigkeit (Balance-Fähigkeit) bei 45 Schulkindern im Alter von 9 bis 13 Jahren.<br>***Ergebnisse:*** Kinder verbesserten sich signifikant im Vergleich mit einer KG nach einem 10 Tage dauernden Yoga-Kurs, in dem neben Asana, Pranayama, visuellen Konzentrationsübungen (Tratakas) auch spielerische Übungen zur Verbesserung der Aufmerksamkeit und des Gedächtnisses durchgeführt wurden. Diese Untersuchungen wurden 1994 von den Autoren mit 17–22 Jahre alten Vpn fortgesetzt. |
| Telles, Hanumanthaiah, Nagarathna & Nagendra (1994) | ***Inhalt:*** 10-Tage-Yogatraining mit 20 Jugendlichen (17–22 J.).<br>***Ergebnis:*** Verbesserung der Handruhe der VG im Vergleich zur KG. |
| Dash, M.; Telles, S. (1999) | ***Inhalt:*** Mit einer Finger-Klopf-Aufgabe sollte die motorische Geschwindigkeit (MS) beider Hände bei 53 Erwachsenen und 152 Kindern vor und nach einem Yogatraining und bei 38 Erwachsenen ohne Yogatraining beurteilt werden. Alle Versuchpersonen waren Rechtshänder.<br>***Ergebnis:*** Die Resultate weisen auf einen Anstieg in der motorischen Geschwindigkeit für sich wiederholende Fingerbewegungen infolge von Yogatraining hin, aber nicht in Stärke oder Ausdauer, da der Anstieg nicht aufrecht erhalten wurde. |

| | |
|---|---|
| Kaviraja Udopa, Madanmohan, Anada Balayogi Bhavanani, Vijayalakshmi, Krishnamurthy (2003) | ***Inhalt:***<br>2 Gruppen (Kontroll und Versuchgruppe) von Schulkindern (je 12 Mädchen) wurden untersucht ihrer Herz-Atemwegs-Funktion untersucht (systolische Zeitintervalle wurden gemessen).<br>- Versuchsgruppe erhielt ein 3-monatiges Pranayama-Training.<br>***Ergebnis:***<br>In der Versuchsgruppe zeigte sich eine Verbesserung der ventrikularen Leistung durch Erhöhung der parasympathischen und Senkung der sympathischen Aktivität. |
| Telles, Manjunath (2004) | ***Inhalt:***<br>2 *Versuchgruppen* und eine Kontrollgruppe zu jeweils 30 Kindern (Alter: 12–14) wurden mit hinsichtlich ihrer Fähigkeiten im räumlichen und verbalen Denken untersucht.<br>- Die Versuchgruppen erhielten jeweils ein Yogatraining oder eine Training in im künstlerischen Gestalten.<br>***Ergebnisse:*** Die Yogagruppe zeigte eine signifikante Steigerung des räumlichen Denkvermögens von 43 %, während die anderen Gruppen keine Veränderungen zeigten. |
| Kuo Chia-Hua, Li Chung-Yi, Chen Ting-lan, Lai Cheng-Hsiu, Mao Hsin-Chun (2009) | ***Inhalt:***<br>- Untersuchung mit 31 Kindern im Alter von 7 bis 12, die Astma haben hinsichtlich der körperlichen Fitness.<br>- Kontrollgruppe (15) ohne Behandlung und Versuchsgruppe (16) mit Yogatraining (3x pro Woche/7 Wochen).<br>***Ergebnisse:*** Verbesserung des BMI, der Flexibilität, der Muskelkraft, Ausdauer und kardiopulmonalen (Herz und Lunge betreffend) Fitness bei der Versuchsgruppe. |
| Kuttner, Chambers, Hardial, Israel, Jacobson, Evans (2009) | ***Inhalt:***<br>Studie mit Jugendlichen mit Reizdarmsyndrom(RSI).<br>***Ergebnis:***<br>- Verringerung der Symptomatik und des Vermeidungsverhaltens bezüglich der Krankheit nach einem Yogatraining. |
| Benavides, Caballero (2009) | ***Inhalt:*** Jugendliche, die Diabetes-gefährdet sind, wurden Yogatraining unterzogen.<br>***Ergebnis:*** Selbstwerterhöhung, Reduktion von Angstsymptomen durch das Yogatraining und durchschnittlich 2 kg nach 12 Wochen abgenommen. |

**Anmerkung:** Die Übersetzung erfolgte vom Autor aus dem Englischen.

***Tabelle 5.3:*** *Ergebnisse der „Medline"-Recherche zu Untersuchungen zum Yoga mit Kindern und Jugendlichen*

### 5.3.2 *Ergebnisse aus PsycINFO*

In einer weiteren Analyse mit Unterstützung der Datenbank „PsycINFO“ im Zeitraum zwischen 1974–2010 wurden weitere Artikel-Veröffentlichungen und Hinweise zu Dissertationen über Untersuchungen zum Yoga mit Kindern und Jugendlichen gefunden.

| Autoren | Inhalt |
|---|---|
| Hopkins & Hopkins (1976) | Einsatz zur Behandlung von Koordinationsstörungen/Hyperaktivität.<br>***Ergebnisse der Untersuchung:***<br>beruhigende Effekte, langsame, kontrollierte Bewegungen und verlangsamte Atmung, Abbau von Spannungen durch Yoga, Entspannung hyperaktiver Kinder durch Yoga. |
| Gharote (1976) | Verbesserungen im Kraus-Weber-muskular-fitness-Test infolge von Yoga. |
| Hopkins & Hopkins (1979) | Konzentrationsverbesserungen infolge von Yoga. |
| Clance (1980) | Verbesserung der Zufriedenheit mit dem eigenen Körper und der Koordinationsfähigkeit infolge eines Yogaprogramms. |
| Pathak & Mishra (1984) | Rehabilitation geistig behinderter Kinder: Verbesserung der physischen und mentalen Gesundheit: Gedächtnis (↑), Konzentration (↑), Lernfähigkeit (↑), Blutstrom zum Gehirn (↑). |
| Sahasi (1984) | Effekte auf verschiedene mentale Fähigkeiten, wie z. B. Intelligenz und visuelles Erinnerungsvermögen. |
| Wood & Frith (1984) | bezeichnen im Zusammenhang mit der Behandlung von Hyperaktivität den Einsatz von Entspannungstechniken wie Yoga und Meditation als Alternative zur Behandlung mit Psychopharmaka. |
| Zipkin (1985) | Verbesserungen bzgl. Impulsivität und Hyperaktivität, Kommunikation, schulischer Leistungsfähigkeit und sozialer Beziehungen bei „handicapped children“ infolge eines Trainingsprogramms, das neben Yoga auch PMR, Phantasiereisen, Meditation und Biofeedback enthielt. |
| Uma, Nagendra, Vaidehi & Seethalakshmi (1989) | Verbesserung des IQ und der sozialen Anpassungsfähigkeit bei geistig behinderten Kindern; Yoga wird beschrieben als therapeutisches Werkzeug in „the management of mental retarded children“. |

| Telles, Hanumanthaiah, Nagarathna & Nagendra (1994) | Verbesserungen der statischen Balancefähigkeit infolge von Yoga. |
|---|---|
| Palania-Solazzo (1992, zit. nach Schell, 1995) | Behandlung von 20 an Anpassungsstörungen und Depressionen leidenden Kindern und Jugendlichen mit einer Stunde täglicher Entspannungstherapie (Yoga-Übungen, kurze Massage und PMR); dabei Untersuchung der unmittelbaren Wirkung der Sitzungen.<br>***Ergebnisse:*** Neben Abnahme von Angst- bzw. Angstverhalten bei 30 % Abnahme des Cortisolserumspiegels im Unterschied zu einer KG, die sich lediglich ein Entspannungs-Video ansah. |
| Telles, Nagarathna & Nagendra (1995) | Verbesserungen in der „visual discrimination“ infolge von Yoga. |
| Telles, Narendran, Raghuraj, Nagarathna & Nagendra (1997) | ***Inhalt:*** Die Herzrate, die Atemfrequenz und der Hautwiderstand wurden bei 40 Mädchen im Alter von 12 bis 16 Jahren untersucht. Davon gehörten 20 Mädchen einer Wohngemeinschaft an und 20 Mädchen einer regulären Schule. Die erste Gruppe hatte eine signifikant höhere Atemfrequenz und ein irreguläreres Atemmuster, das bekanntlich mit höherer Angst und Ängstlichkeit korreliert, als die Mädchen der Schulgruppe. Der Hautwiderstand war signifikant niedriger in der Schulgruppe, was auf ein größeres Arousal hinweisen kann. Die Mädchen der Wohngruppe wurden per Zufall dem Yogaprogramm oder dem physisch aktiven Spielprogramm zugeordnet. Für die Yogagruppe wurde auf Entspannung und Bewusstsein Wert gelegt, während für die andere Gruppe ein Anstieg in der physischen Aktivität betont wurde. Das Training wurde eine Stunde täglich sechs Monate lang durchgeführt.<br>***Ergebnisse:*** Beide Gruppen zeigten einen signifikanten Abfall der Herzrate in Ruhe bezüglich der Initialwerte. Die Yogagruppe zeigte einen signifikanten Abfall der Atemfrequenz, die regelmäßiger erschien, aber keinen signifikanten Anstieg im Hautwiderstand. |
| Naveen, Nagarathna, Nagendra, & Telles (1997) | ***Inhalt:*** 108 Schüler im Alter von 10 bis 17 Jahren wurden per Zufall vier Gruppen zugeordnet. Jede Gruppe übte eine spezifische Yoga-Atem-Technik: (1) rechte Nasenatmung, (2) linke Nasenatmung, (3) wechselnde Nasenatmung und (4) Atembewusstsein ohne Manipulation der Nasenlöcher. Diese Techniken wurden für 10 Tage geübt. Das verbale und räumliche Gedächtnis wurde am Anfang und nach den 10 Tagen untersucht. Die Kontrollgruppe bildeten 27 altersentsprechende Versuchspersonen.<br>***Ergebnisse*** Alle vier Versuchsgruppen zeigten einen signifikanten Anstieg der Punkte im räumlichen Test, nicht aber die Kontrollgruppe. Der durchschnittliche Anstieg im räumlichen Gedächtnis betrug 84 %. Es scheint, dass Yoga-Atmung das räumliche Gedächtnis mehr steigert als das verbale, ohne lateralisierte Effekte. |

| | |
|---|---|
| Telles & Srinivas (1998) | ***Inhalt und Ergebnisse***<br>*Experiment 1:*<br>28 Kinder mit visueller Beeinträchtigung im Alter von 11 bis 17 Jahren wurden betreffend Blutdruck, EKG, Atmung und Hautwiderstand untersucht. Die Ergebnisse zeigten, dass visuell beeinträchtigte Kinder signifikant höhere Atemfrequenzen, Herzraten und diastolische Blutdruckwerte aufwiesen als normal sehende Kinder.<br>*Experiment 2:*<br>24 visuell beeinträchtigte Kinder nahmen für drei Wochen eine Stunde täglich entweder an Yoga oder an einem physischen Aktivitätsprogramm teil. Die Ergebnisse zeigten, dass die Kinder, die Yoga übten, einen signifikanten Abfall der Atemfrequenz aufwiesen, während keine Veränderungen bei den Kindern, die an dem Aktivitätsprogramm teilnahmen, beobachtet wurden.<br>Die Resultate weisen darauf hin, dass die Kinder mit einer visuellen Beeinträchtigung im Gegensatz zu normal sehenden Kindern ein höheres physiologisches Arousal haben, das sich geringfügig infolge von Yoga reduziert. |
| Manjunath & Telles (1999) | ***Inhalt:***<br>14 Kinder im Alter von 12 bis 17 Jahren erhielten ein 10-tägiges Yogatraining, weitere 14 Kinder gehörten der Kontrollgruppe ohne Yogatraining an.<br>***Ergebnisse:***<br>Die Yogagruppe zeigte eine signifikante Verbesserung der visuellen Wahrnehmungsfähigkeit, die Kontrollgruppe nicht. |
| Raghuraj & Telles (2003) | ***Inhalt:***<br>2 Programme sollten verglichen werden (Yoga und sportliche Aktivitäten) hinsichtlich der Effekte auf die Tiefenwahrnehmung 32 Mädchen eines Intenats wurden paarweise nach dem Alter zusammengestellt und dann jeweils den Gruppen zugeordnet.<br>- beide Gruppen unterzogen sich einem einmonatigen Programm mit der jeweiligen Methode, täglich 75 Minuten.<br>- Die Tiefenwahrnehmung wurde anhand der Fehlerzahl in einem Test beurteilt. |
| Raghuraj & Telles (2003) | ***Ergebnisse:***<br>- Während sich bei der Gruppe mit den Sportaktivitäten keine Veränderungen zeigten, verbesserten sich die Yogateilnehmer um 26,5 %.<br>- Es wird vermutet, dass sich die Effekte in der Yogagruppe daraus ergaben, dass das Ängstlichkeitslevel bei den Teilnehmern gesenkt wurde, was nachweislich im Zusammenhang mit einer besseren visuellen Wahrnehmung steht. |

| | |
|---|---|
| Stueck, M. & Glöckner (2005) | ***Inhalt:*** Yoga for children in the mirror of the science: Working spectrum and practice fields of a Training of relaxation with elements of Yoga for children (TorweY-C). *Journal Early child development and care*, 175 (4), 371-377. |
| Haffner, Roos, Goldstein, Parzer, Resch (2006) | ***Inhalt:*** 19 Kinder mit klinischer Diagnose ADHS wurden per Zufall einer Gruppe zugeordnet, die entweder zuerst ein Yogatraining erhielt und danach motorisches Training oder umgekehrt.<br>***Ergebnisse:***<br>- Das Yogatraining zeigte stärkere Wirkungen als das übliche motorische Training hinsichtlich der Verbesserung der Aufmerksamkeit und der der ADHS-Symptomatik.<br>- Besonders große Effekte zeigte das Training bei Kindern, die zusätzlich in Pharmakotherapie waren. |
| Abadi (2008) | ***Inhalt:*** 20 iranische Kinder mit ADHS wurden einem Yogatraining (16 Sitzungen) unterzogen und mit einer Kontrollgruppe (ebenfalls 20 Kinder) verglichen.<br>***Ergebnisse:*** Verbesserung der ADHS-Symptomatik in der Versuchsgruppe. |
| Powel, Gilchrist, Stapley (2008) | ***Inhalt:*** Untersuchung an 53 8–11-jährigen Schulkindern, die Gefühls- und Verhaltensstörungen aufwiesen, die einer Intervention mit Massage, Yoga und Entspannung unterzogen wurden, während eine Kontrollgruppe von 54 Kindern mit den gleichen Störungen keine Intervention erhielt.<br>***Ergebnisse:***<br>- Im Gegensatz zur Kontrollgruppe konnten bei der Interventionsgruppe Verbesserungen des Selbstbewusstseins, des sozialen Vertrauens, der Kommunikation und Beteiligung in der Klasse festgestellt werden. |
| Venkataramana, Poomalil, Shobhasree (2008) | ***Inhalt:*** 139 Highschool-Kinder wurden mit einem Fragebogen zum Schulstress befragt und in Kontroll- und Versuchsgruppe eingeteilt. Die Versuchsgruppe erhielt ein 90-tägiges Yogatraining (täglich eine Stunde). Danach wurde der Schulstress erbeut mit dem Fragebogen erfasst.<br>***Ergebnisse:*** Es zeigte sich eine signifikante Reduzierung des Schulstress in der Versuchsgruppe. |
| Peck, Kehle, Bray (2009) | ***Inhalt:*** 10 Grundschulkinder, bei denen Aufmerksamkeitsprobleme vermutet werden, wurden einem Entspannungstraining mit Yoga unterzogen (3 Wochen, 2 x pro Woche 30 min) und die Zeit, die sie für die sie für Aufgaben in der Schule brauchten gemessen.<br>***Ergebnisse:*** Es wurden Effekte hinsichtlich der Arbeitszeit gefunden, während sich bei den anderen Klassenkameraden, die als Vergleichsgruppe dienten nichts veränderte. |

**Anmerkung:** Teilweise erfolgte die Übersetzung vom Autor aus dem Englischen.

***Tabelle 5.4:*** *Ergebnisse der „PycINFO“-Recherche zu Untersuchungen zum Yoga mit Kindern und Jugendlichen*

### *5.3.3 Ergebnisse aus Psychlit*

In einer weiteren Analyse mit Hilfe der Datenbank *„Psychlit"* im Zeitraum zwischen 1974–1996 wurden folgende Untersuchungen zum Yoga mit Kindern und Jugendlichen gefunden.

Es wird anhand der Befunde deutlich, welche Entwicklungschancen und interventiven Möglichkeiten Yoga für Kinder bietet.

- Yoga und Konzentrationsverbesserungen (Hopkins & Hopkins, 1979).
- Asthma-Behandlung (Nagendra & Nagarathna, 1986; Jain, Rai, Valecha & Jha, 1991; Viljayalakshmi & Satyanarayana, 1988).
- Rehabilitation geistig behinderter Kinder: Verbesserung der physischen und mentalen Gesundheit: Gedächtnis (↑), Konzentration (↑), Lernfähigkeit (↑), Blutstrom zum Gehirn (↑) (Pathak & Mishra, 1984).
- Verbesserung des IQ und der sozialen Anpassungsfähigkeit bei geistig behinderten Kindern; Yoga wird beschrieben als therapeutisches Werkzeug in „the management of mental retarded children" (Uma, Nagendra, Nagarathna, Vaidehi & Seethalakshmi 1989).
- Verbesserungen bzgl. Impulsivität und Hyperaktivität, Kommunikation, schulische Leistungsfähigkeit und sozialer Beziehungen bei „handicapped children" infolge eines Trainingsprogramms, das neben Yoga auch PMR, Phantasiereisen, Meditation und Biofeedback enthielt (Zipkin, 1985).
- Einsatz zur Behandlung von Koordinationsstörungen/Hyperaktivität; Ergebnisse der Untersuchung: beruhigende Effekte, langsame, kontrollierte Bewegungen und verlangsamte Atmung, Abbau von Spannungen durch Yoga; es wird festgestellt, dass Yoga hyperaktive Kinder entspannt (Hopkins & Hopkins, 1976).
- Wood & Frith (1984) bezeichnen im Zusammenhang mit der Behandlung von Hyperaktivität den Einsatz von Entspannungstechniken wie Yoga und Meditation als Alternative zur Behandlung mit Psychopharmaka.
- Verbesserungen im Kraus-Weber-muskular-fitness-Test (Gharote, 1976).
- Effekte auf verschiedene mentale Fähigkeiten, wie z. B. Intelligenz und visuelles Erinnerungsvermögen (Sahasi, 1984), Verbesserungen in der „visual discrimination" (Telles, Nagarathna & Nagendra, 1995).
- Verbesserung der Zufriedenheit mit dem eigenen Körper und der Koordinationsfähigkeit infolge eines Yogaprogramms (Clance, 1980).
- Verbesserungen der statischen Balancefähigkeit (Telles, Hanumanthaiah, Nagarathna, Nagendra, 1993)
- Palania-Solazzo (1992, zit. nach Schell, 1995) behandelten 20 an Anpassungsstörungen und Depressionen leidende Kinder und Jugendliche mit einer Stunde täglicher Entspannungstherapie (Yoga-Übungen, kurze Massage und PMR). Dabei wurde die unmittelbare Wirkung der Sitzungen untersucht. Neben einer Abnahme von Angst- bzw. Angstverhalten fand sich bei 30 % eine Abnahme des Cortisolserumspiegels im Unterschied zu einer KG, die sich lediglich ein Entspannungs-Video ansah.

***Tabelle 5.5:*** *Ergebnisse der „Psychlit"-Recherche zu Untersuchungen zum Yoga mit Kindern und Jugendlichen*

## 5.4 Integration von Yoga mit Kindern und Jugendlichen in systemische Stresspräventionsansätze

Aufgrund seiner Wirkung und der Akzeptanz bei Kindern und Jugendlichen eignet sich Yoga hervorragend als Präventions- und Interventionsmethode zur Belastungsbewältigung. Es fördert dabei vor allem die selbstregulatorischen Fähigkeiten der Kinder und damit das internale Coping. Sowohl Schulen als auch Kindertagesstätten sind jedoch komplexe Systeme, die sich vor allem aus Interaktionen der Kinder und Jugendlichen mit Lehrern, Erziehern und Eltern zusammensetzen. Kritische Anforderungen, die zu Belastungen der Kinder und Jugendlichen führen, entstehen aber gerade durch Defizite in diesen Interaktionen. Weiterführende Studien belegen, dass Lehrer und Erzieher mit vielfältigen, ständig steigenden Belastungen konfrontiert sind, deren Bewältigung ihnen immer weniger gelingt, was sich in der Zunahme von Krankheiten vor allem auch auf psychosomatischer Ebene zeigt. Deshalb genügt es nicht, nur die selbstregulatorischen Fähigkeiten der Kinder zu fokussieren und zu fördern, sondern es sind umfassende Maßnahmen im gesamten System notwendig.
Der systemische Anteil bei der Stressentstehung und -bewältigung in der Schule bzw. Kita wurde bisher von den meisten Programm- und Konzeptentwicklern wenig berücksichtigt. Mit seiner 2007 veröffentlichten Habilitation „Neue Wege: Yoga und Biodanza in der Stressreduktion mit Lehrern“ ging der Autor auch hier neue Wege.

### *5.4.1 Vernetzung in Systemen*

Das System Schule bzw. Kita kann als komplexes System beschrieben werden.
Aus diesem Grund bilden auch Betrachtungen der Chaos- und Komplexitätstheorie Prigogine, 1998) wichtige theoretische Grundlagen für umfassende Präventions- und Interventionsmethoden.
Prigogine (1998) untersuchte verschiedene Phänomene stabiler Strukturen in Systemen fern vom thermodynamischen Gleichgewicht und fand, dass nichtlineare Veränderungsprozesse, also ein Wechsel von Ordnungs- und Unordnungszuständen, die Möglichkeit der Entwicklung einer höheren Ordnung im Sinne einer Weiterentwicklung bieten (dissipative Strukturen). Auf Grundlage dieser Erkenntnis schlussfolgert Stück (2008), dass Probleme mit komplexen Verursachungsfaktoren nur durch komplexe Lösungen behoben werden können – im Wechsel zwischen Ordnungs- und Unordnungszuständen sowie in Netzwerkarbeit[6] – und definiert

6 Alle lebenden Systeme sind Netzwerke, sogenannte autopoietische Netzwerke, da sie in ständigem Austausch miteinander durch Beziehungen und Interaktionen der Systemmitglieder stehen. Aus diesem Grunde ist die Netzwerkarbeit ein wichtiger Bestandteil der Arbeit mit komplexen System wie der Schule.

auf der Grundlage der affektiven Netzwerktheorie von Garcia (1997) sowie der Theorie autopoietischer[7] Netzwerke nach Maturana (2002) vier Kriterien für gelingende empathische Netzwerkarbeit:

1) Die Systemmitglieder zeigen empathisches Interesse an der Weiterentwicklung eines anderen Systemmitgliedes.
2) Im Netzwerk werden Autonomie und Freiheitsgrade ermöglicht.
3) Es herrscht ein Klima von Vertrauen und Kontrollabgabe.
4) Die Systemmitglieder kommunizieren miteinander wertschätzend und in wechselseitiger Anerkennung.

Vor allem in pädagogischen Feldern, in denen durch Interaktion Wechselwirkungen zwischen dem Kollegium, den Kindergruppen/Schulklassen und vor allem der Lehrer-Schüler-Beziehung bzw. der Erzieher-Kind-Beziehung auftreten, kann es zu Kommunikationsdefiziten und Reibungsverlusten der Systemmitglieder kommen, so dass sich ein Netzwerk gar nicht entwickeln kann.
Mit der systemischen Stressreduktion soll die Entwicklung eines lebendigen Netzwerkes gefördert werden, wobei mit Schülern/Kindern und mit Lehrern/Erziehern gearbeitet wird, da sie sich gegenseitig im Stressentstehungsprozess beeinflussen. Außerdem werden Bedingungen in den jeweiligen Einrichtungen analysiert und optimiert. Bezüglich der Interventionen wurde dieser systemische Aspekt bisher in der Interventionsforschung und -entwicklung nur von Stück (2003, 2006) berücksichtigt und bearbeitet.

### *5.4.2 SYSRED – Systemische Stressreduktion in der Schule*

Stück entwickelte von 1994 bis 2006 das Integrative Belastungsbewältigungskonzept in der Schule (IBiS-Konzept; Stück, 2003). Das systemisch angelegte IBiS-Konzept umfasst Trainings-Methoden zur verbesserten Belastungsbewältigung sowohl für Schüler als auch für Lehrer und beinhaltet Seminarkonzepte zur Befähigung von Lehrern, pädagogisch-psychologische Methoden zur Verbesserung des Unterrichtsklimas einzusetzen.
Der Fokus in der Arbeit mit den Lehrern liegt hierbei vor allem auf der Entwicklung von sozialen, ethischen und empathischen Aspekten in der pädagogischen Arbeit. Ohne eine empathische Grundeinstellung, die eine Sensibilisierung für Kompetenzen und Problembereiche der Schüler ermöglicht, kommt es zunehmend zur Depersonalisierung der Schüler und der Verhinderung von lebendigen Interaktionen.

7 Der Begriff Autopoiesis wurde von Humberto Maturana und Francisco Varela (1992) geprägt und beschreibt den Prozess der Selbterschaffung und -erhaltung eines Systems.

Untersuchungen mit dem physiologischen Parameter der Hautleitfähigkeit haben gezeigt, dass hypersensible[8], d. h. das hochgradig gestresste Lehrer nicht zu empathischen Verhaltensweisen fähig sind.
In seiner Weiterentwicklung zur Systemischen Stressreduktion (SYSRED, Stück 2006) wurde das IBiS-Konzept um eine weitere Ebene ergänzt – der Veränderung der stressauslösenden Rahmenbedingungen in Einrichtungen, da Untersuchungen gezeigt haben, dass beim Vernachlässigen der Organisationsentwicklungs-Ebene allein das Schonverhalten von Lehrern infolge von Stressreduktionsmaßnahmen zunimmt.
Alle Systemkomponenten wurden bzw. werden in der Praxis erprobt und evaluiert.

Die Hypersensibilität ist über die Haut bzw. Hautleitfähigkeit messbar und ein Indikator für Erschöpfungszustände

| **Ebene** | | **Intervention** |
|---|---|---|
| Systemebene Kind | | EMYK® – Entspannungstraining mit Yogaelementen für Kinder und Jugendliche (außerschulisches Kursangebot)<br>EMU – Entspannungsmethoden im Unterricht |
| Systemebene Erwachsene | Internales Coping | STRAIMY-L-Stressreduktionstraining mit Yogaelementen für Lehrer |
| | Externales Coping | Kompetenztraining Kompetenzseminare (z. B. lernpsychologische Unterrichtsgestaltung, Umgang mit Lerndefiziten usw.) |
| Systemebene Rahmenbedingungen | | Bedingungsanalyse des Systems (ISTA,, Semmer, Zapf und Dunckel 1998, Stück, 2008) |

***Tafel 5.8:*** *Ebenen und Interventionszugänge von SYSRED in Schulen*

Dieses systembezogene Vorgehen wurde mit ca. 500 mit Lehrern und Schülern evaluiert. Seit 2007 werden Beratungslehrer als SYSRED-Trainer (Systembezogene-Stressreduktions-Trainer) für die Schule ausgebildet, die diese Methoden an ihren eigenen Schulen anwenden.
Für die einzelnen Ebenen wurden spezifische Programme entwickelt und evaluiert.

8 Die Hypersensibilität ist über die Haut bzw. Hautleitfähigkeit messbar und ein Indikator für Erschöpfungszustände.

### *5.4.3 SYSRED in der Kita und im Hort*

Da die Wurzeln für den Umgang mit Konflikten sowie der Entwicklung von Empathie-, Entspannungs- und Kommunikationsfähigkeit bereits in der Kindheit gelegt werden, ist es sinnvoll, sich bereits in der Kindertagesstätte mit diesen Aspekten auseinander zu setzen.
Gewaltprävention und die Förderung sozialer Fähigkeiten sind bereits im Vorschulalter notwendig, da grundlegende Umgangsformen bereits hier entwickelt werden. Im Zuge der Gewaltprävention ist die Stärkung der empathischen Fähigkeiten der Kinder von ausschlaggebender Bedeutung. Sich in die Perspektive des anderen einfühlen und seine Gefühle und Bedürfnisse erkennen zu können sowie in der Lage zu sein, die eigenen Gefühle und Bedürfnisse in angemessener, gewaltfreier Art und Weise zum Ausdruck zu bringen, sind in diesem Zusammenhang entscheidende Schlüsselkompetenzen.
Besonders wichtig für kindliche Selbstbildungsprozesse ist außerdem die vollständige Präsenz der Erzieherin im Spiel mit den Kindern Dies wird aber durch größer werdende Belastungen von ErzieherInnen immer schwieriger.
Die Konsequenzen bei den Kindern, die entstehen, wenn Erzieherpersonal nicht mehr entspannt und absichtslos mit ihnen spielt, sind das Gefühl des „Nicht-Angenommenwerdens“, eine daraus resultierende Verunsicherung bzw. die fehlende Ausbildung von Körperlichkeit und Selbstbewusstsein (Maturana 1998, Maturana & Verden-Zöller 2006). Wenn eine Erzieherin nicht selbst mehr in ihrem Körper ist, kann sie das schwer Kindern vermitteln.
Aus diesen Gründen ist es notwendig, das SYSRED-System auch in der frühkindlichen Bildung einzusetzen. Dazu wurden die Maßnahmen vom Autor für Kita-Kinder und Erzieherinnen adaptiert und erfolgreich in verschiedenen Projekten realisiert (s. Tafel 5.9).

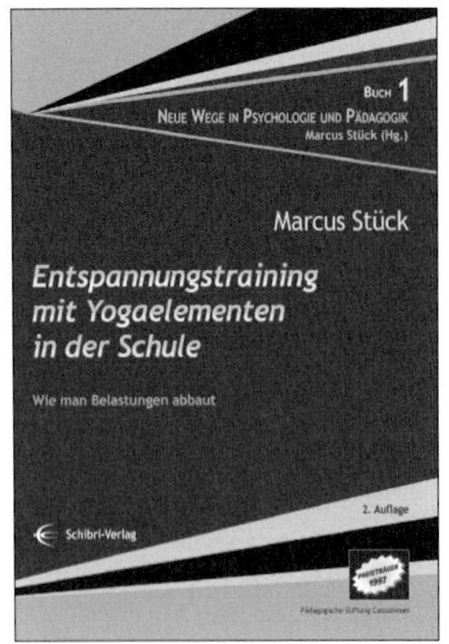


*Das „Entspannungstraining mit Yogaelementen in der Schule“ (EMYK®) ist das erste Modul, welches für die systembezogene Stressreduktion (SYSRED) entwickelt wurde.*
*In der Abbildung ist die Dissertation von Marcus Stück von 1997 (erschienen im Schibri-Verlag, 2011) zu sehen.*

**1. Projekt „Fair sein" – Umgang mit Konflikten und Aggressionen im Kindergarten (Januar–November 2008)**

Dieses Projekt wurde initiiert, um Kinder zu befähigen, bewusst mit kritischen Situationen umgehen zu können. In einer Kooperation der Fachstelle für Extremismus und Gewaltprävention der Stadt Leipzig, der Universität Leipzig und der Bildungsträger wurde in einer integrativen Kindertagesstätte modellhaft ein Drei-Säulen-Konzept umgesetzt.
Unter dem Motto „Fair sein" fanden regelmäßig folgende Angebote für Eltern, Kinder und Erzieher statt:

1) Wertschätzende Kommunikation auf Basis der Gewaltfreien Kommunikation von Marshall Rosenberg, sowohl für Kinder als auch für die Eltern
2) EMYK®
3) Gewaltprävention und Empathieentwicklung durch Spiel

Kinder, Erzieher und Eltern konnten empathische, entspannende Kommunikationsfertigkeiten erfahren und lernten, destruktive Kommunikations- und Verhaltensmuster abzubauen und so Alternativen zu einem gewaltbereiten Umgang entwickeln.
In der Evaluation des Pilotprojektes durch die Universität Leipzig ergab sich als wichtigstes Ergebnis eine Verringerung der Häufigkeit körperlicher und verbaler Auseinandersetzungen im familiären Umfeld beider Mehrzahl der Kinder.

**2. Nachfolgeprojekt: Netzwerk „Entspannte Bildungseinrichtungen"**

In Folge des Projekts „Fair sein" wurde in Kooperation mit der Stadt Leipzig (Fachstelle für Extremismus und Gewaltprävention) und anderen Trägern (u. a. Jugendamt der Stadt Leipzig) das Netzwerk „Entspannte Bildungseinrichtungen" gegründet, welches eine flächendeckende und systembezogene Etablierung des Ansatzes in Leipziger Kindergärten und Horten zum Ziel hat.
Die Grundidee ist es mit Hilfe von Multiplikatoren (z. B. ErzieherInnen der Kita, aber auch externe Mitarbeiter), die Präventionsstrategien selbständig in den Kitas und Horten umsetzen. Die Multiplikatoren werden darin ausgebildet, als Kursleiter mit verschiedenen Programmen mit Kindern, aber auch mit Kollegen bzw. interessierten Eltern zu arbeiten.
Die Anwendung von stressreduzierenden und empathiefördernden Methoden soll zu einem entspannteren und präsenteren Arbeitsklima zu führen, in dem das Kind im Mittelpunkt steht, optimal aufwachsen und sich bilden kann. Außerdem sollen dadurch Aggressionen und Konflikte in Kitas, Schulen und Horteinrichtungen besser bewältigt werden. Durch die Ausbildung von Multiplikatoren in den Einrichtungen wird eine Implementierung des Ansatzes erreicht.
Ausgehend von dem Konzept der Systembezogenen Stressreduktion nach Stueck (2009) sollen Maßnahmen auf folgenden Systemebenen erfolgen:

1) Systemebene: Kind Entspannungstraining mit Yogaelementen für Kinder (EMYK®) Tanzorientiertes Programm für Kinder mit Biodanza-Elementen (TANZPRO-Biodanza für Kinder).
2) Systemebene: Erwachsene (Pädagogen, Eltern) Stressreduktionstraining mit Yogaelementen für PädagogInnen (STRAIMY) Arbeit an inneren Haltungen (Empathieschule) – Wertschätzende Kommunikation auf Grundlage wechselseitiger Anerkennung (verbaler Teil) Arbeit an inneren Haltungen (Empathieschule) nonverbaler Erfahrungsteil mit Biodanza-Elementen (TANZPRO BIODANZA für ErzieherInnen).
3) Systemebene: Rahmenbedingungen – Arbeit an den Rahmenbedingungen, Bedingungsanalyse des Systems (ISTA, Semmer et al. 1998, Stück, 2008).

| |
|---|
| Beim Netzwerk „Entspannte Bildungseinrichtung" können sich Kitas und Horte als Einrichtung bewerben. Sie wählen jeweils einen Multiplikator für EMYK®, TANZPRO, STRAIMY, Wertschätzende Kommunikation aus, so dass zum Ende der Ausbildung vier Multiplikatoren in jeder Einrichtung sind, die diese Interventionen mit Kindern, Eltern und ErzieherInnen durchführen können.<br>Nach Erbringung eines Anwendungsnachweises und der Implementierung der Methoden in den Alltag der jeweiligen Bildungseinrichtung erhalten die Kitas und Horte, die diesem Netzwerk angehören, ein Zertifikat, das den Schwerpunkt der Einrichtung entweder als Entspannte Kita oder Entspannter Hort ausweist und werden weiterführend in empathischer Netzwerkarbeit betreut (z. B. durch Tutoren, Supervisionen).<br>Die Universität Leipzig übernimmt die begleitende Evaluation des Projektes. |
| **3. Projekt „Starke Wurzeln-Aktionsbündnis Gesunde Lebensstile und Lebenswelten im Setting Kita des Landkreises Nordsachsen"**<br>Seit März 2009 wird dieser multimodale und -methodale Zugang in Kitas des Landkreises Nordsachsen in Zusammenarbeit mit der TU Dresden, der Universität Leipzig und des Gesundheitsamtes Nordsachsen verwirklicht.<br>Grundlage dieses Projektes bilden die Erkenntnisse, dass eine ausgewogene Ernährung, ausreichend Bewegung und Entspannung sowie ein erfolgreicher Umgang mit dem alltäglichen Stress Voraussetzungen einer gesunden Lebensführung sind.<br>Im ersten Schritt sollen ErzieherInnen in den Einrichtungen zu den Themen Bewegung, Ernährung, Entspannung, Stressregulation sowie wertschätzender Kommunikation weitergebildet und schließlich zu Kursleitern (Multiplikatoren) ausgebildet werden. Als beauftrage ihrer Kita für den jeweiligen Themenbereich wird es dann ihre Aufgabe sein, basierend auf dem erworbenen Wissen in ihren Einrichtungen entsprechende Angebote für die Kinder zu unterbreiten und eigenverantwortlich Kurse mit ihnen durchzuführen. Regelmäßige Supervisionen durch externe Experten unterstützen die ErzieherInnen dabei.<br>Im Bereich Ernährung wird mit Ernährungsbeauftragten direkt vor Ort nach optimalen Ernährungsstrategien im Setting Kita für die Kinder gesucht. Im Bereich der Stressbewältigung wird auf wissenschaftlich evaluierte Programme wie STRAIMY, EMYK®; und TANZPRO Biodanza für Kinder/ErzieherInnen zurückgegriffen, welche sich bereits vielfach im Einsatz in der Praxis auch im Kindergarten bewährt haben.<br>Schließlich werden auch die Eltern in das Projekt durch Informationsangebote einbezogen. |

***Tafel 5.9:*** *Projekte in Kitas mit SYSRED*

### *5.4.4 Programme bzw. Methoden im Rahmen von SYSRED*

Im Folgenden werden die einzelnen Programme bzw. Methoden von SYSRED genauer beschrieben (s. Tafel 5.10). Dabei wird zudem auf die jeweilige Systemebene eingegangen.

| | Programm/Maßnahme | Erläuterungen |
|---|---|---|
| Systemebene Kind | **EMYK® Entspannungstraining mit Yogaelementen für Kinder und Jugendliche (Schul- und Kitaversion)** | (s. Kapitel 5.1.2) |
| | **EMU (Anwendung in der Schule)** | Dieses Programm umfasst regelmäßige Entspannungsmethoden zur Stressreduktion im Unterricht, die vor allem die physiologische Erregung der Schüler absenken können und im Unterricht im Gruppenverfahren durchgeführt werden können. Lehrer erhalten eine entsprechende Ausbildung<br>evaluierte Effekte sind hierbei vor allem ein besseres Arbeiten und ein besseres Unterrichtsklima |

| | | |
|---|---|---|
| Systemebene Kind | **Tanzpro Biodanza für Kinder (Für Kitas)**<br>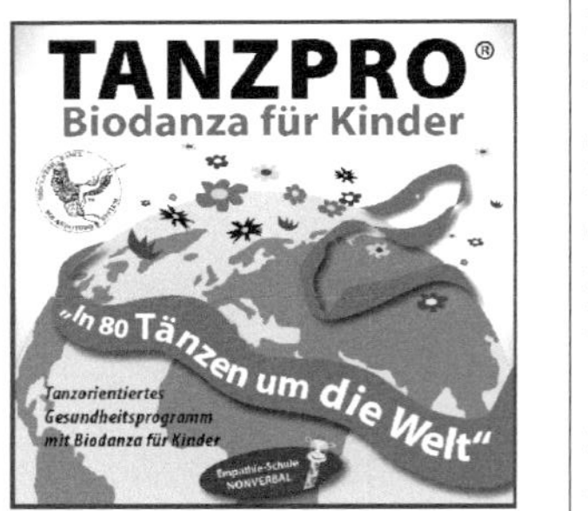 | TANZPRO® - BIODANZA für Kinder ist das erste evidenzbasierte tanzorientierte Programm mit Biodanza-Elementen für Kinder. Es wurde durch Marcus Stueck, Alejandra Villegas, Cecilia Luzzi und Rolando Toro zusammengestellt, an der Universität Leipzig evaluiert und in Kindertagesstätten erfolgreich eingesetzt.<br>Bei dieser Form der Bewegungsarbeit wird unter Anleitung eines Biodanza- Lehrers das Leben („Bios") mit integrierten Bewegungen („Danza") getanzt. Dabei wird mit sog. „Vivencias" (spanischer Ausdruck für das Erlebnis) gearbeitet, welche sich bei Kindern auf die Bereiche Vitalität, Affektivität und Kreativität beziehen. Die Kinder erfahren durch das Programm intensive Erlebnisse der Gemeinschaft in der Gruppe und der Wahrnehmung des eigenen Körpers im Tanz. In der Verarbeitung des Erlebten lernen die Kinder phantasievoll ihre Emotionen auszudrücken. TANZPRO ® - Biodanza für Kinder wurde für 10 Sitzungen konzipiert. Jede Sitzung besteht aus drei Teilen:<br>1. Geschichte „Reise in ein Land"<br>2. Biodanzateil (Tänze - themenspezifisch)<br>3. Abschlussteil (Verarbeitung des Erlebten in Bildern, Phantasiereisen)<br>Durch die geographische Bildungsorientierung trägt das Programm zur Förderung der kommunikativen und somatischen Bildungsbereiche bei Kindern bei. |
| Systemebene Kind | **WK – Empathieschule® –Wertschätzende Kommunikation auf Basis wechselseitiger Anerkennung (Für Kitas)** | Das Programm beruht auf der Grundlage der Gewaltfreien Kommunikation nach Marshall B. Rosenberg, die ursprünglich für Erwachsene entwickelt wurde und wurde speziell für Kinder im Vorschulalter konzipiert. Es geht darum, die eigenen und die Bedürfnisse anderer wahrzunehmen und anzuerkennen. Es wird vor allem erlebnisorientiert mit interessanten Materialien gearbeitet, die Kinder werden zum Handeln angeregt. Der Kurs besteht aus 8 Sitzungen und der Aufführung eines Theaterstücks zur Wiederholung und Festigung des Erlebten. Den Kindern wird vermittelt, was empathische Kommunikation bedeutet und wie sie in den normalen Sprachgebrauch einfließen kann und damit zur Konfliktlösung und zum Aggressionsabbau führen kann.<br>Die ErzieherInnen erfahren selbst, was es bedeutet, eine wertschätzende und empathische Grundhaltung in der Kommunikation zu verwirklichen. Das Programm fördert die sozialen, sprachlichen und emotionalen Kompetenzen der Kinder und erweitert ihren Sprachschatz. Es schafft ein friedvolles Klima zwischen den Kindern, indem es schon in der Sprache den Nährboden für aggressives und ausgrenzendes Verhalten entzieht. Vor allem wird den Kindern aber der empathische Umgang mit eigenen Bedürfnissen und den Bedürfnissen anderer gezeigt |

<table>
<tr>
<td>Systemebene Erwachsene</td>
<td>STRAIMY – Stressreduktions-Training mit Yogaelementen für Lehrer/Erzieher<br>
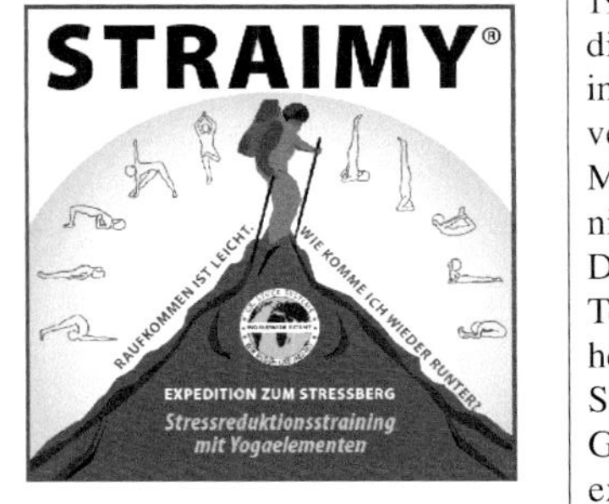
</td>
<td>Das Stressreduktionstraining mit Yogaelementen wurde im Zeitraum 1999 bis 2007 an der Universität Leipzig entwickelt, wissenschaftlich evaluiert und erfolgreich in die Praxis eingeführt. 2005 erhielt es den Preis der pädagogischen Stiftung Cassianeum für die gesundheitsförderlichen Wirkungen vor allem in pädagogischen Feldern mit Lehrern. Seit 2006 ist es als anerkanntes Verfahren der Gesundheitsförderung beim Bund deutscher Psychologen (BDP) gelistet. Ausgehend von den vorangegangenen eigenen Erfahrungen in der Trainingsentwicklung (Stück, 1998, 2000) und neuesten psychotherapeutischen Erkenntnissen bzgl. der Stressreduktion wurde die Sitzungs-Struktur so gestaltet, das im ersten Sitzungsteil stressrelevante Kompetenzen zu individueller Stress-Diagnostik und kurz- und langfristig wirkenden Bewältigungskompetenzen vermittelt werden (Psychoedukativer Teil). Im zweiten Teil der Sitzungen wird mit Yoga und Meditation gearbeitet, um die Entspannungsfähigkeit zu verbessern (Yogateil). In diesem Training wurde somit westliches Therapiewissen mit östlichen Heilmethoden organisch verbunden. Durch die Verbindung von psychoedukativen und körperorientierten Elementen werden die Teilnehmer des Trainings dazu befähigt kompetent mit Belastung und Stress im Alltag umzugehen und diese erfolgreich zu bewältigen. Insbesondere zielt das Training auf die Förderung der Selbstregulationsfähigkeit der Teilnehmer in und nach Stresssituationen (u.a. durch Atem- und Gehmeditation, Autogenes Training, Selbstreflexion und – instruktion) und der Entwicklung externaler Belastungsbewältigungsfähigkeiten (z.B. Aneignung von stressrelevanten Lösungsstrategien wie Zeit-Management, Kommunikationsverhalten) ab.</td>
</tr>
<tr>
<td>Systemebene Erwachsene</td>
<td>TANZPRO Biodanza für Erwachsene (fürLehrer und Erzieher)<br>
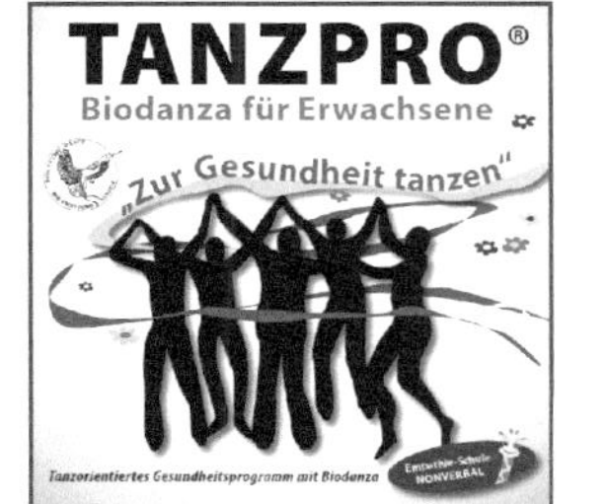
</td>
<td>Biodanza ist eine bewegungsorientierte Methode, die. den Tanz als Ausdrucksform nutzt. Sie wurde in den sechziger Jahren von dem chilenischen Psychologen und Anthropologen Rolando Toro entwickelt, in Europa wird diese Methode seit den 70er Jahren mit wachsender Beliebtheit durchgeführt. Die Methode arbeitet v. a. mit Musik, Tanz und Gesang und intensiven Gruppenerlebnissen bzgl. des nonverbalen Identitäts- und Emotionsausdruck und auf der Genuss- und Erlebnis-Ebene. Im Rahmen von SYSRED wird diese Methode vor allem zum Erlernen von nonverbalen empathischen Fähigkeiten durch Selbsterfahrung der ErzieherInnen eingesetzt.<br>In einer langfristigen Forschungsarbeit wurden die Wirkungen von Biodanza im Rahmen eines 10-Wochen-Programms untersucht (z. B. Abbau psychosomatischer Beschwerden, Zunahme der Entspannungsfähigkeit, Verbesserung des Immunsystems) und 2008 in vier Sprachen publiziert (Stück & Villegas 2008, Villegas 2008).</td>
</tr>
</table>

| Systemebene Rahmenbedingungen | ISTA | - stressbezogene Arbeitsanalyse<br>Stresserzeugende Bedingungen, wie mangelnder Handlungsspielraum, Umgebungsbelastungen, arbeitsorganisatorische Probleme, wenig Zeitspielraum ., mangelnde Kommunikationsmöglichkeiten und niedriger Kooperationsspielraum werden damit analysiert und fließen in die Stressreduktion ein. |
|---|---|---|

***Tafel 5.10:*** *Programme von SYSRED*

**Die Kursleiterausbildungen zu diesen Programmen bietet das Zentrum für Bildungsgesundheit an. Weitere Informationen unter *www.bildungsgesundheit.de***

## Kursleiter-Ausbildungen

Seit 1997 wurden bereits mehr als 500 Kursleiter mit EMYK, teilweise in größeren Projekten in verschiedenen Pädagogischen Feldern ausgebildet (Infos u.a. www.bildungsgesundheit.de, www.starke-wurzeln.de).

In der EMYK-Ausbildung erfahren und erlernen die Kursleiter in 3 Modulen bzw. zu diversen Supervisionsterminen (sog. EMYK-Partnerschaften) die theoretischen und praktischen Grundlagen des Entspannungstrainings mit Yogaelementen. Zu den praktischen Grundlagen gehören die Durchführung von Yoga-, Meditations- und Atemübungen, Phantasiereisen, Massagetechniken, Sinnes-Übungen für Kinder und Jugendliche. Wie eine Evaluation der Kursleiter im Jahre 2002 zeigte, arbeiten die Kursleiter sehr erfolgreich in der Praxis, u.a. in Schulen und Kliniken bzw. in der Ergotherapeutischen Praxis. Am Ende der Ausbildung erhalten Sie ein Kursleiter-Zertifikat. EMYK-Ausbildungen gibt es zur Zeit in Deutschland, Österreich und Lettland.

Die Kursleiter-Ausbildungen finden am Zentrum für Bildungsgesundheit (ZfB) statt.
Weitere Informationen unter www.bildungsgesundheit.de

**Weitere Ausbildungen finden sie unter www.kinderyoga.de**

Ein gesamtedeutsches Kinderyoga-Lehrer-Netzwerk ist unter folgender Adresse zu finden: www.entspannte-bildung.de

# Literaturverzeichnis


Antonovsky, A. (1987): Unraveling the mystery of health: How people manage stress and stay well. San Francisco: Jossey-Bass.

Arpita (d. i. Joan Harrigan) (1983): Physiological and psychological effects of Hatha-Yoga. Himalayan Institute Research Bulletin, 5 (1+2), 25–43.

AUGENSTEIN, S. (2002): Auswirkungen eines Kurzzeitprogramms mit Yogaübungen auf die Konzentrationsleistung bei Grundschulkindern. Dissertation, Universität Essen.

Baer, R. (2003): Mindfulness training as a clinical intervention: A conceptual and empirical review. Clin Psychol-Sci Pr, 10, 125–143.

Bäumler, B. (1985): Die Wurzeln des Yoga (5. Auflage). Weilheim: Otto Wilhelm Barth Verlag.

Benson, H. (1975): The relaxation response. New York: Avon.

Brown, K.W. and Ryan, R. M. (2003): The benefits of being present: The role of mindfulness in psychological well-being. Journal of Personality and Social Psychology, 84, 822–848.

Decker, T. W., Williams, J. M. & Hall, D.: Preventive training in management of stress for reduction of physiological symptoms through increased cognitive behavioural controls. Psychological Reports, (1982) 50, S. 1327–1334.

Dorsch, F. (1994): Psychologisches Wörterbuch. Bern: Verlag Hans Huber.

Dostalek, C. & Lepicovska, V. (1982): Hatha-Yoga, a method for prevention of cardiovascular diseases. Activ. Nerv. Sup 24 (3), 444.

Ebert, D. (1986): Physiologische Aspekte des Yoga. Leipzig: Georg Thieme Verlag.

Engel, K. (1997): Meditation. Geschichte, Systematik, Forschung, Theorie. (Meditation. Vol. 1 History and present time. Vol. 2 Empirical research and theory.) Frankfurt a. M., New York: Lang.

Engel, U. & Hurrelmann, K. (1989): Psychosoziale Belastung im Jugendalter. Berlin; New York: Walter de Gruyter.

Franz, H. J. (1989): Psychosoziale Belastungen, Bewältigungsverhalten und Gesundheit. Ein Überblick über das Coping-Konzept. Prävention, 1, 10–15.

Fuchs, C. (1990): Yoga in Deutschland. Stuttgart: Kohlhammer.

Funderburk, J. (1977): Science studies Yoga – A review of physiological data. Himalajan International Institute of Yoga Science and Philosophy of USA.

Garcia, C. (1997): Biodanza. Die Kunst das Leben zu tanzen. Fischamend: Gabriele Muthumuni-Langmeyer.

Giommi, F., Barendregt, H., Oliemeulen, L., van Hoof, J., Tinge, J., Coenen, H. & van Dongen, M. (2001): Mindfulness-based attention training as an effective component in treating emotional disorders: A comparison study. Unpublished findings, the Netherlands.

Goldstein, N. (2002): Körperorientierte Übungen des klassischen Hatha-Yogas als Interventionsmaßnahme bei Grundschulkindern mit expansiven Störungen. Dissertation, Pädagogische Hochschule Heidelberg.

Goldstein, N.: Hyperaktiv – na und …? Yoga-Übungen für überaktive Kinder. Dortmund: Borgmann, 2003.

Görbing, S., Ludwig, C. (2011). *Evaluierung des Entspannungtrainings mit Yogaelementen (EMYK®)* Kindertagestätten. unveröffentlichte Diplomarbeit. Universität Leipzig

Görbing, S., Ludwig, C., Stück, M. (2011). *Evaluation eines Gewaltpräventionsprojektes unter Verwendung des Entspannungtrainings mit Yogaelementen (EMYK®).* eingereicht.

Grob, A. (Hrsg.) (1997): Kinder und Jugendliche heute: belastet – überlastet? Beschreibung des Alltags von Schülerinnen und Schülern in der Schweiz und in Norwegen. Chur/Zürich: Verlag Rüegger AG.

Grossman, P. (2004): Achtsamkeit: Eine einzigartige klinische Intervention in den Verhaltenswissenschaften in Achtsamkeit und Akzeptanz in der Psychotherapie. DGVT-Verlag.

Grossman, P., Niemann, L., Schmidt, S. & Walach, H. (2004): Ergebnisse einer Metaanalyse zur Achtsamkeit als klinischer Intervention in Achtsamkeit und Akzeptanz in der Psychotherapie. DGVT-Verlag.

Hager, W. & Hasselhorn, M. (2000). Psychologische Interventionsmaßnahmen: Was sollen sie bewirken können? In W. Hager, J.-L. Patry & H. Brezing (Hrsg.), *Evaluation psychologischer Interventionsmaßnahmen. Standards und Kriterien: Ein Handbuch* (S. 41–85). Bern: Huber.

Harvey, J. (1983). The Effects of Yogic Breathing Exercises on Mood. Journal of the American Society of Psychosomatic Dentistry Medicine, 30 (2), 39–48.

Hecht, K. & Balzer, H. U. (1996). Klassifizierung psychophysiologischer Regulationszustände und Periodensprünge. Institut für Stressforschung Berlin Unveröffentlichtes Material: Berlin.

Hirai, T. (1975): Zen Meditation therapy. Tokyo: Japan Publications.

Holler-Nowitzki, B. (1994): Psychosomatische Beschwerden im Jugendalter. Weinheim: Juventa Verlag.

Höpner-Stamos, F.: Warum wir die soziale Kompetenz der Jugendlichen gerade heute stärken müssen. Psychomed., 8 (1996) 4, S. 207–211.

Hurrelmann, K. (1990): Familienstress, Schulstress, Freizeitstress. Gesundheitsförderung für Kinder und Jugendliche. Weinheim: Beltz Verlag.

Klein-Heßling, J. (1997): Stressbewältigungstrainings für Kinder. Eine Evaluation. Tübingen: DGVT.

Kabat-Zinn, J. Heilsame Wege – Meditative Achtsamkeit und Gesundung. München: Piper, 1995. Deutsche Erstausgabe: Gesund und stressfrei durch Meditation. Bern: Scherz, 1991.

Knobloch, J., Niehues, Ch. & Walschek, R. (1995): Stressfrei zum Examen – Ein Stressbewältigungsprogramm der TKK. Köln: TKK und Psychologisches Institut der Deutschen Sporthochschule.

Kobasa, S. C. (1990): Stress resistant personality. In: R. E. Ornstein & C. Swencionis (Eds.), The healing brain: a scientific reader. Oxford: Pergamon Press.

Kühn, Jana (2002): Evaluation zur Durchführung des Entspannungstrainings mit Yogaelementen an Schulen. Diplomarbeit. Universität Leipzig.

Labbe, E. E.: Childhood muscle contraction headache. Current issues in assessment and treatment. Headache, 28 (1988) 6, S. 430–434.

Lahm, B.; Stueck, M.; Müller, M.; Neumann, D.; Pörschmann, N.; Mietzsch, B. (2009): „Fair sein". Ansätze zur Förderung von wechselseitiger Anerkennung und Gewaltprävention in Kindertagestätten. Herausgeber: Zentrum für Bildungsgesundheit, Messedruck Leipzig.

Lazarus, R. S. (1974): Cognitive and coping processes in emotion. In: B.Weiner (Ed.), Cognitive views of human motivation. New York: Academic press.

Lohaus, A., Fleer, B., Freytag, P. & Klein-Heßling, J. (1996): Fragebogen zur Erhebung von Stresserleben und Stressbewältigung im Kindesalter (SSK). Handanweisung. Göttingen: Hogrefe Verlag für Psychologie.

Lohaus, A. & Klein-Heßling, J. (1999): Kinder im Stress und was Erwachsene dagegen tun können. München: Beck.

Luka-Krausgrill, U., Reinhold, B.: Kopfschmerzen bei Kindern. Auftretensrate und Zusammenhang mit Stress, Stressbewältigung, Depressivität und sozialer Unterstützung. Zeitschrift für Gesundheitspsychologie, 4 (1996) 2, S. 137–215.

Maheshwarananda, P. S. (1992): Yoga mit Kindern. München: Hugendubel.

Maturana, H. R. und Varela, F. J. (2002): Der Baum der Erkenntnis. Frankfurt am Main: Fischer Taschenbuch Verlag.

Maturana, H., Verden-Zöller, G. (2005): Liebe und Spiel – Die vergessenen Grundlagen des Menschseins. Heidelberg: Carl-Auer Verlag.

Mukerji, C. S. & Spiegelhoff, N. (1971): Yoga und unsere Medizin. Stuttgart: Hippokrates.

Nuernberger, P. (1981): Effects of breath training on personality test scores. Research Bulletin, 2. Himalayan International Institute.

Nordlohne, E. (1992): Die Kosten jugendlicher Problembewältigung. Alkohol-, Zigaretten- und Arzneimittelkonsum im Jugendalter. Weinheim: Juventa Verlag.

Ohm, D. (1996): Entspannungstraining: Standards, Entwicklungen und Perspektiven unter präventivem und schulpsychologischem Aspekt. In: K. Reschke (Hrsg.), Zur gesunden Schule unterwegs – Teil 2. Regensburg: Roderer Verlag. 21–34.

Petermann, U. & Petermann, F. (1993): Entspannungsverfahren bei Kindern und Jugendlichen. In: Handbuch der Entspannungsverfahren, Bd. 1. Weinheim: Psychologie Verlags Union. 316–330.

Petermann, U., Zimmermann, B., Menzel, S.: Wirkungen kindangemessener Entspannungsverfahren. Zeitschrift für Heilpädagogik, 49 (1998) 11, S. 497–506.

Prigogine, I. (1998): Die Gesetze des Chaos. Insel, Frankfurt/Main.

Projektgruppe Belastung (1998): Belastung in der Schule? Eine Untersuchung an Hauptschulen, Realschulen und Gymnasien Baden-Württembergs. Weinheim: Deutscher Studien Verlag.

Raju, P. S., Anil Kumar, K., Reddy, S. S., Madhavi, S., Gnanakumari, K., Bhaskaracharyulu, C., Reddy, M. V., Annapurna, N., Reddy, M. E., Girijakumari, D., Sahay, B. K. & Murthy, K. J. R. (1986): Effect of Yoga on Exercise Tolerance in Normal Healthy Volunteers. Indian Journal of Physiology and Pharmacology, 30 (2).

Ray, U. S., Hedge, K. S. & Selvanmurthy, W. (1986): Improvement in Muscular Efficiency as Related to a Standard Task after yogic Exercise in Middle Aged Men. Indian Journal of Medical Research, 3, 343–348.

Reißig, B. & Petermann, H. (1996): Belastungserleben und Intention zum Suchtmittelgebrauch bei Leipziger Schülerinnen und Schülern. Gesundheit Regional, 5 (2), 21–22.

Roldan, E. & Dostalek, C. (1983): Description of an EEG pattern evoked in central-parietal areas by the Hatha-Yogic exercise Agnisara. Activ. Nerv. Sup., 24 (4), 241.

Roth, B. & Creaser, T. (1997): Mindfulness mediation-based stress reduction: experience with a bilingual inner-city program. Nurse Practitioner, 22, 150-2.

Saile, H.: Metaanalyse zur Effektivität psychologischer Behandlung hyperaktiver Kinder. Zeitschrift für Klinische Psychologie. Forschung und Praxis, 25 (1996) 3, S. 190–207.

Salgar, D. C., Bisen, V. S. & Jinturkar, M. J. (1975): Effect of Padmasana – A Yogic exercise on muscular efficiency. Indian Journal of Medical Research, 63, 6

Schell, F.-J. (1995): Psychologische, kardiovaskuläre und endokrine Wirkungen von Hatha-Yoga Übungen. Unveröff. Dissertation des Instituts für Psychosomatik und Psychotherapie der Universität Köln: Köln.

Scheuch, K. & Schröder, H. (1990): Mensch unter Belastung. Berlin: Deutscher Verlag der Wissenschaften.

Schönpflug, W. (1987): Beanspruchung und Belastung bei der Arbeit – Konzepte und Theorien. In: Kleinbeck, U.; Rutenfranz, J. (Hrsg.): Arbeitspsychologie. Enzyklopädie der Psychologie. Band 1. Göttingen: Hogrefe Verlag für Psychologie.

Schröder, H. (1996): Psychologische Interventionsmöglichkeiten bei Stressbelastungen. In: K. Reschke, Intervention zur Gesundheitsförderung für Klinik und Alltag. Regensburg: Roderer-Verlag. S. 7–26

Schröder, H. (1997): Die Gefühle sind immer dabei: Emotionalität des Menschen als Regulations- und Interventionsziel bei Abhängigkeitserkrankungen. In: H. Petermann, K. Reschke & M. Weyandt, Von der Technoparty zur Sucht. Regensburg: Roderer-Verlag. 149–169.

Schröder, H. & Reschke, K. (1996): Optimistisch den Stress meistern – Kursleiter-Handbuch des Stressbewältigungsprogramms. Leipzig: TKK und Institut für Angewandte Psychologie der Universität Leipzig.

Schultz, J. H. (1936): Das Autogene Training. Leipzig: Georg Thieme Verlag.

Stück, M. (1995): The effects of Yoga on school children. In S. V. Vyavahare (Ed.) Spezial issue on Yogatherapy. Thane-Yoga-Tarang (5/1995). Thane (India): 117–120.

Stück, M. (1997): Entwicklung und Evaluation eines Entspannungstrainings mit Yogaelementen für Mittelschüler als Bewältigungshilfe für Belastungen. Dissertation.Fakultät für Biowissenschaften der Universität Leipzig.

Stück, M. (1998): Entspannungstraining mit Yogaelementen in der Schule. Wie man Belastungen abbauen kann (Relaxation training with yoga in school). Donauwörth: Auer-Verlag.

Stück, M. (2003): Integrative Belastungsbewältigung in der Schule. Das IBiS-Konzept. Prävention. Zeitschrift für Gesundheitsförderung, 26 (4), 115–118.

Stück, M. (2006): Systemische Stressreduktion in der Schule (System-SiS). Unveröffentlichtes Manuskript. Universität Leipzig.

Stück, M. (2007): Entwicklung und empirische Überprüfung eines Belastungsbewältigungskonzepts für den Lehrerberuf. Habilitation. Fakultät für Biowissenschaften der Universität Leipzig.

Stück, M. (2008): Neue Wege: Yoga und Biodanza in der Stressreduktion mit Lehrern. In: M. Stück (Hrsg.), Neue Wege in Pädagogik und Psychologie. Bd.1. Strasburg: Schibri-Verlag.

Stück, M. & Villegas, A. (2008): Zur Gesundheit tanzen? Empirische Forschungen zu Biodanza. In: M. Stueck & A.Villegas (Hrsg.), Biodanza im Spiegel der Wissenschaften. Bd. 1. Strasburg: Schibri-Verlag.

Stück, M., Schlegel, S., Villegas, A., Riha, D., Törpsch, A., Duben, M. (2010): Die Einordnung körperorientierter Interventionen in die Behandlung Posttraumatischer Belastungsstörungen im Kindes- und Jugendalter. In: E. Witruk (Hrsg.), Beiträge zur Pädagogischen und Rehabilitationspsychologie. Bd.1. Peter Lang internationaler Verlag der Wissenschaften:Frankfurt am Main.

Timmons, B., Salamy, J., Kamiya, J. & Girton, D. (1972). Abdominal thoratic respiratory movements and level of arousal. Psychological Science, 27, 173.

Udupa, K. N., Singh, R. H. & Adav, R. A.: Certain studies on psychological and biochemical responses to the practice of Hatha-Yoga. Indian Journal of Medical Research, 2 (1973) 61.

Unger, C. & Hofmann, K. (1984): Yoga mit Jugendlichen – Erlebnisse einer Schülergruppe. Diplomarbeit, Universität Hamburg.

Unger, C. & Hofmann-Unger, K. (1999): Yoga und Psychologie. Persönliches Wachstum und Risiken auf dem Übungsweg – Ein Leitfaden für Übende und Lehrende. Ahrensburg: Verlag Ganzheitlich Leben.

Vaitl, D. & Petermann, F. (Hrsg.) (1993): Handbuch der Entspannungsverfahren, Bd. 1. Weinheim: Psychologie Verlags Union.

Villegas, A. (2008): Der getanzte Weg – Prozess- und Effektevaluation zu Biodanza. Strasburg: Schibri-Verlag.

Wagner-Link, A. (1999): Verhaltenstraining zur Stressbewältigung. Arbeitsbuch für Therapeuten und Trainer. Stuttgart: Klett-Cotta.

Weishaupt, S. & Dinges, S. (2008): Ein Überblick über die Entwicklung der Kinderyoga Forschung in Deutschland. Yoga Vidya Journal 19/2008,18–19.

Wundt,W. (1914): Grundriss der Psychologie. Leipzig: Engelmann.

Wuttke, W. (1987): Endokrinologie. In: R. F. Schmidt & G. Tews (Hrsg.). Physiologie des Menschen. Berlin: Springer Verlag.

Yoga Vidya (2011). Homepage. Verfügbar unter: *www.yoga-vidya.de* Thema Yogische Ernährung.

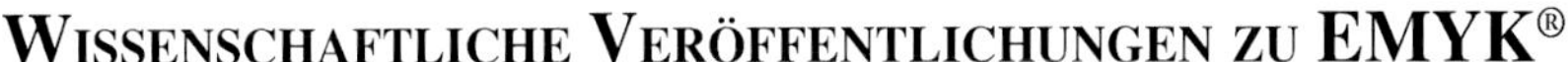

# Wissenschaftliche Veröffentlichungen zu EMYK®

**Hier soll eine Auswahl an wissenschaftlichen Artikeln zum EMYK® genannt werden:**


Stueck, M. & Grimm, A. (1994). Yoga in der Psychologie – Praxisorientierte Forschung zu psychologischen Aspekten des Yoga für Kinder. In K. Reschke (Hrsg.), *Zur gesunden Schule unterwegs.* Regensburg: Roderer Verlag, 97 – 108.

Stueck, M. (1995). The effects of Yoga on school children. In S. V. Vyavahare (Ed.) *Spezial issue on Yogatherapy.* Thane-Yoga-Tarang (5/1995). Thane (India): 117 – 120.

Stueck, M. & Bley, K. (1996). Schulangst – Ein Verhaltenstraining mit Yogaelementen. In K. Reschke (Hrsg.), *Zur gesunden Schule unterwegs II.* Regensburg: Roderer S. 43 – 56.

Stueck, M. (1997). *Entwicklung und Evaluation eines Entspannungstrainings mit Yogaelementen für Mittelschüler als Bewältigungshilfe für Belastungen. Dissertation.* Fakultät für Biowissenschaften der Universität Leipzig

Stueck, M. (1998) Gesundheitspsychologische Aspekte des Entspannungstrainings mit Yogaelementen für Kinder. In M. Bullinger, M. Morfeld, U.R.S.Raven-Sieberer, U. Koch (1998) (Hrsg.). *Medizinische Psychologie in einem sich wandelnden Gesundheitssystem: Identität, Integration und Interdisziplinarität.* Lengerich: Pabst Science Publishers, S. 92-94.

Stueck, M., Reschke, K., Tanjour, I., Hartwig, K., Enke, J., Kühn, J. & Breitner, K. (2002). Children's Relaxation Training Program Using Elements of Yoga and Imagery: Practical Application and First Evaluation of a Curriculum – A Train the Trainer Study. *Journal of Meditation and Meditation-Research*, Peter Lang: Europäischer Verlag der Wissenschaften, 1 (1), 19–29.

Lüdtke U. & Stueck M. (2003). Metaanalyse zu Einsatz und Wirksamkeit von Entspannungsverfahren bei verschiedenen sprachlichen Störungsbildern. *Fachzeitschrift für Logopädie, Sprachheilpädagogik und Angrenzende Disziplinen*, 11 (3), 192–206.

Stueck, M. (2003). Integrative Belastungsbewältigung in der Schule. Das IBiS-Konzept. Prävention. *Zeitschrift für Gesundheitsförderung, 26 (4)*, 115-118.

Stueck, M. (2004). Stress management in Schools: an empirical investigation of a stress management system. *Social Work Practitioner-Researcher*, 16 (2), 216–230.

Stueck, M. & Glöckner, N. (2005). Yoga for children in the mirror of the science: Working spectrum and practice fields of a Training of relaxation with elements of Yoga for children (TorweY-C). *Journal Early child development and care*, 175 (4), 371–377.

Neumann, D., Sachse, M., Will, H., Stück, M. (2009). Entspannungs- und Bewegungsförderung in Kita und Schule: Der Einsatz des Entspannungstrainings mit Yogaelementen (EMYK®) im Gewaltpräventions-Projekt FAIRSEIN. In Lahm, B.; Stueck, M., Neumann,D., Mietsch, K., Müller, H. (Hrsg.) *Gewaltprävention in Kitas.* Stadt Leipzig Publikation (Herausgeber Zentrum für Bildungsgesundheit)

Stueck, M. (2009) Bilinguale Entspannungs- und Bewegungsförderung in der Kita: Das Entspannungstraining mit Yogaelementen (EMYK®) für 3-6-jährige Kinder (Arbeitsbuch für die Kita). In: M. Stueck (Hrsg.), *Beiträge zur Bildungsgesundheit.* Bd.2. Strasburg: Schibri-Verlag, (veröffentlicht in 2 Sprachen: Deutsch, Englisch).

Stueck, M. (2010). Die wissenschaftlichen Grundlagen zum Kinder-Yoga. In: M.Stueck (Hrsg.), *Neue Wege in Pädagogik und Psychologie.* Bd. 3. Strasburg: Schibri-Verlag.

Stueck, M. (2011). The Concept Of Systemrelated Stress Reduction (SYSRED) Under The Use Of Bodyoriented Methods (Yoga And Biodanza for children and teacher) In Educational Fields. *Psychologie in 21 century.* (in press).


**Downloads der Artikel unter www.bildungsgesundheit.de**

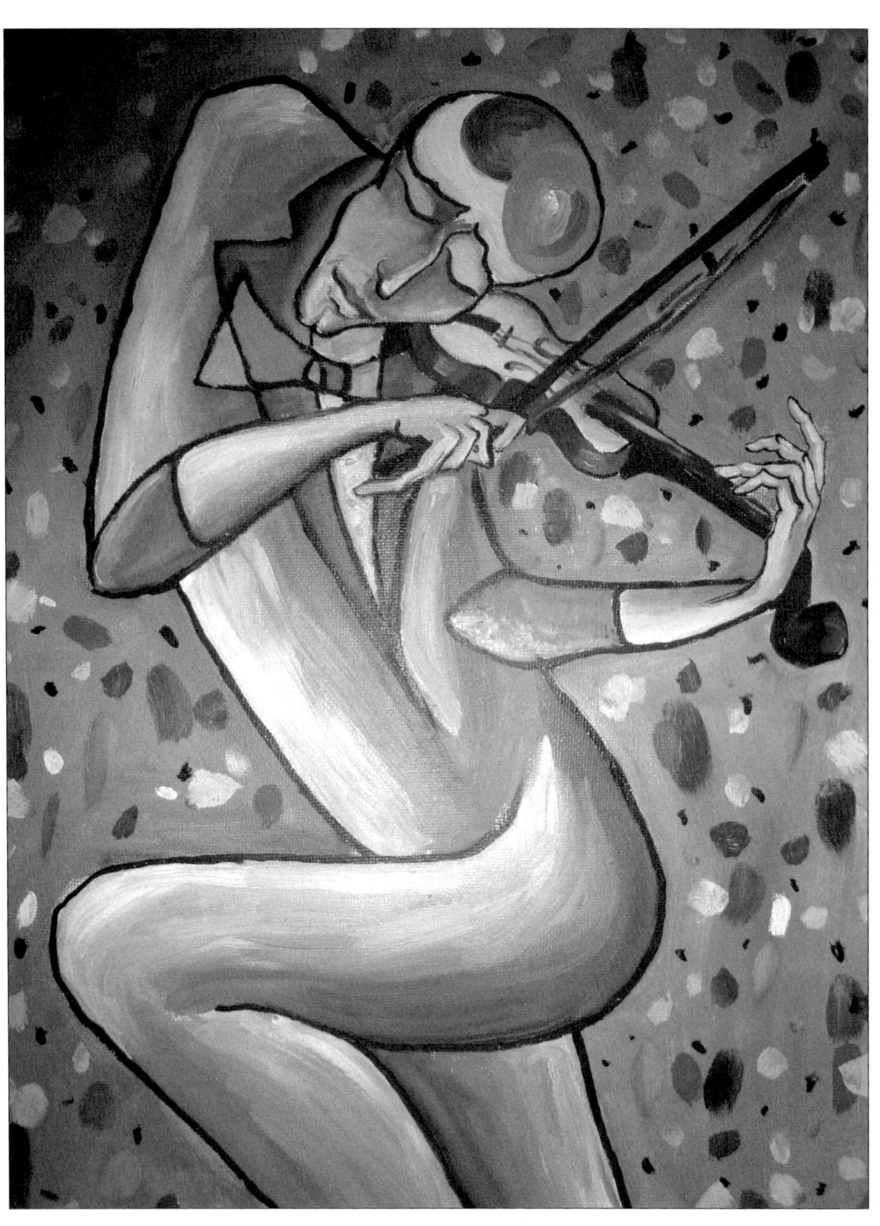